Contenido

Lupus eritematoso sistémico

El lupus eritematoso sistémico (LES) es una enfermedad inflamatoria crónica de afectación multisistémica, de curso clínico variable, caracterizado por períodos de remisión y recaídas agudas o crónicas. Los factores genéticos, hormonales y ambientales que

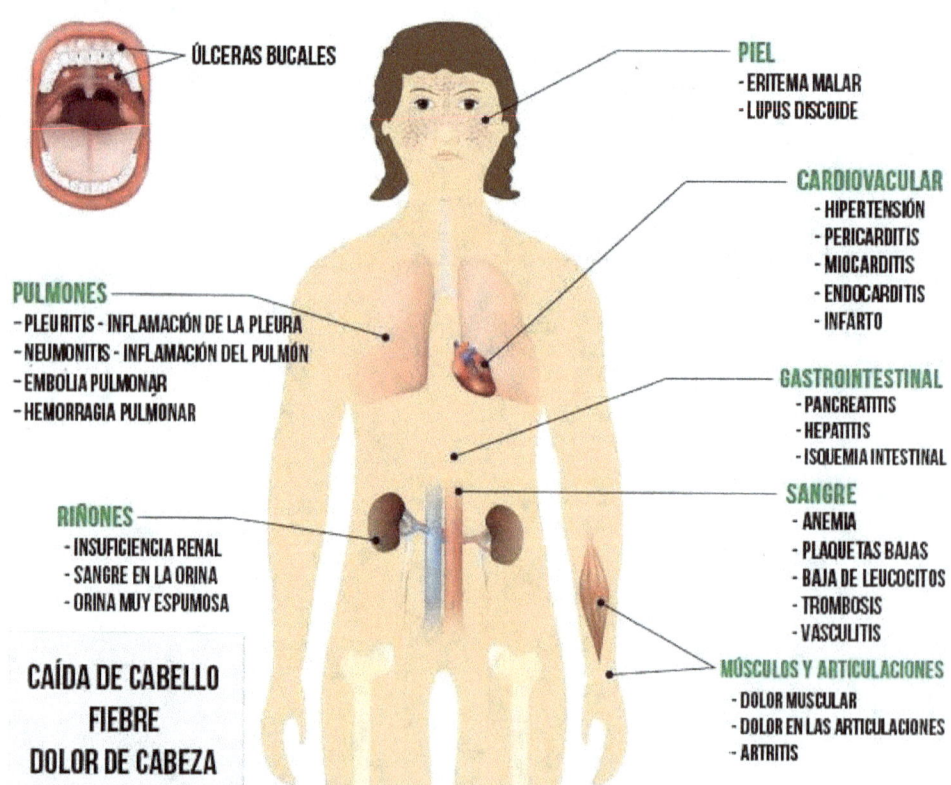

LUPUS ERITEMATOSO SISTÉMICO

ÚLCERAS BUCALES

PIEL
- ERITEMA MALAR
- LUPUS DISCOIDE

CARDIOVACULAR
- HIPERTENSIÓN
- PERICARDITIS
- MIOCARDITIS
- ENDOCARDITIS
- INFARTO

PULMONES
- PLEURITIS - INFLAMACIÓN DE LA PLEURA
- NEUMONITIS - INFLAMACIÓN DEL PULMÓN
- EMBOLIA PULMONAR
- HEMORRAGIA PULMONAR

GASTROINTESTINAL
- PANCREATITIS
- HEPATITIS
- ISQUEMIA INTESTINAL

SANGRE
- ANEMIA
- PLAQUETAS BAJAS
- BAJA DE LEUCOCITOS
- TROMBOSIS
- VASCULITIS

RIÑONES
- INSUFICIENCIA RENAL
- SANGRE EN LA ORINA
- ORINA MUY ESPUMOSA

MÚSCULOS Y ARTICULACIONES
- DOLOR MUSCULAR
- DOLOR EN LAS ARTICULACIONES
- ARTRITIS

CAÍDA DE CABELLO
FIEBRE
DOLOR DE CABEZA

intervienen en su aparición y desarrollo contribuyen a las diferencias en su incidencia y expresión clínica.

Diagnóstico inmunológico de laboratorio

Uno de los signos característicos de esta enfermedad es la producción de una amplia variedad de autoanticuerpos (autoAc), fundamentalmente anticuerpos antinucleares (ANA), cuya relevancia clínica es variable.

Los ANA, los anticuerpos (Ac) anti-ADN de doble cadena (dsDNA, double-stranded DNA), los anti-Sm y lo santifosfolípidos son criterios diagnósticos. En la actualidad, las técnicas más utilizadas para la determinación de Ac.anti-nucleares son la inmunofluorescencia indirecta (IFI) y el enzimoinmunoanálisis (ELISA). El ACR ha concluido recientemente que el «gold standard» para la determinación de ANA es la IFI sobre células HEp-2.

Se han detectado unos 40 patrones de fluorescencia, el más específico es el **ribosomal P**. A veces pueden aparecer en citoplasma **Ac anti-Ro/SS-A** y otros con una prevalencia muy baja, como los anti-Golgi y los anti-lisosomas.

La concentración de ANA se expresa mediante títulos de dilución del suero del paciente, un título igual o mayor a 1:160 se considera positivo. Tienen un elevado valor predictivo negativo ya que un ANA negativo ayuda, en la mayoría de los casos, a descartar la enfermedad.

Se han encontrado ANA positivos se pueden encontrar en mayores de 65 años (particularmente mujeres) y en pacientes con infecciones virales y bacterianas, síndromes neurológicos paraneoplásicos, enfermedades hepáticas, síndrome de fatiga crónica o varios tipos de cáncer.

Principales autoanticuerpos en lupus eritematoso sistémico (LES)		
Especificidad antigénica	Asociaciones clínicas	Prevalencia en LES (%)
dsDNA	Criterio diagnóstico. Marcador de LES en actividad. Correlaciona con afectación renal	40-60
ADN de cadena simple	Inespecífico. Sin utilidad clínica	70
Sm	Criterio diagnóstico. No relacionado con actividad	5-20
Nucleosoma	LES, ES, EMTC. Correlaciona con actividad y afectación renal	56-71
Histonas	LES inducido por fármacos. Presente en AR, LES y ES	> 95
Ro/SS-A	Lupus subagudo cutáneo	75
	Fotosensibilidad, lupus neonatal y deficiencias de complemento	40
U1RNP	LES asociado a Sm. Criterio diagnóstico de EMTC	30-40
La/SS-B	Baja prevalencia de enfermedad renal	10-15
Ribosomal P	Psicosis y/o depresión. Actividad clínica	10-40
Ku	LES y EMTC	19-39
PCNA	LES	2-10
Fosfolípidos	Criterio diagnóstico. En algunos pacientes asociado a hipercoagulabilidad, trombocitopenia y abortos tardíos	30
Anti-C1q	Nefritis lúpica. Vasculitis urticarial hipocomplementémica	17-58

AR: artritis reumatoide; EMTC: enfermedad mixta del tejido conectivo; ES: esclerosis sistémica/esclerodermia; PCNA: antígeno nuclear de células en proliferación.

Antifosfolípidos

La prevalencia de Ac antifosfolípidos (anticardiolipina y anti-alfa 2 glucoproteína IgG e IgM) en el LES es del 30%. Son criterio diagnóstico; su presencia indica un aumento del riesgo trombótico, por lo que su determinación es obligada en el contexto de esta enfermedad. El diagnóstico de síndrome antifosfolipídico con el consiguiente tratamiento anticoagulante solo se realizará en presencia de eventos clínicos asociados.

Anti-C1q

Son Ac dirigidos frente al dominio «similar al colágeno» del C1q. Se determinan por ELISA bajo condiciones de elevada fuerza iónica capaces de excluir la unión a inmunocomplejos circulantes. Su determinación se considera útil para el diagnóstico de la nefropatía lúpica y su seguimiento.

Ante un ANA positivo, el estudio de las especificidades contribuirá a una mayor aproximación diagnóstica de la enfermedad. Los Ac anti-dsDNA, anti-Sm, anti-ribosomal P y PCNA son específicos de LES. Además de ser criterio diagnóstico, los Ac anti-dsDNA son de utilidad en el seguimiento ya que sus títulos correlacionan con la actividad clínica.

Síndrome de Sjögren

El síndrome de Sjögren (SS) fue descrito por primera vez en 1930 por el oftalmólogo sueco Henrik Sjögren. Se define como una enfermedad autoinmune inflamatoria crónica que combina signos de enfermedad sistémica y organoespecífica. Afecta predominantemente a las glándulas salivales y lacrimales, siendo la expresión clínica el síndrome seco o sicca syndrome. Después de la artritis reumatoide (AR), es la enfermedad autoinmune más frecuente en nuestra población con una prevalencia cercana al 1% aunque esta se eleva hasta en un 4% a partir de los 60 años. Afecta principalmente a mujeres entre 40 y 50 años de edad en una proporción 10:1 respecto a varones. La enfermedad puede presentarse como una sola entidad, SS primario (SSp), síndrome seco que cursa aisladamente, y SS secundario que se asocia a otras enfermedades autoinmunes, principalmente la AR y el lupus eritematoso sistémico (LES). También puede asociarse a esclerosis sistémica (ES), polimiositis, hepatitis autoinmune, cirrosis biliar primaria (CBP), tiroiditis autoinmune, enfermedad pulmonar difusa, vasculitis y enfermedad linfoproliferativa. De estas, las más frecuentemente asociadas son el

Criterios de clasificación ACR/EULAR 2016 para Síndrome de Sjögren primario

Item	Score
Sialoadenitis linfocítica focal en glándula salival menor con ≥ 1 foco linfocítico/4 mm2 de tejido glandular	3
Anti-SSA/Ro positivo	3
Puntuación de tinción ocular ≥ 5 (o ≥ 4 según escala de Bjsterveld) en al menos un ojo	1
Test de Schirmer ≤ 5 mm/5 minutos, en al menos un ojo	1
Flujo salival sin estimular $\leq 0,1$ ml/minuto	1

Diagnóstico: ≥ 4 puntos

linfoma de células B y la enfermedad de Waldenström. Aunque el SS lleva implícita una considerable morbilidad, no reduce la esperanza de vida. El pronóstico está condicionado por la enfermedad asociada y por la posible aparición de un proceso linfoproliferativo.

Diagnóstico inmunológico de laboratorio

Anticuerpos antinucleares

Los anticuerpos antinucleares (**ANA**) están presentes en más del 80% de los pacientes, pero no son específicos de esta enfermedad.

Anticuerpos anti-Ro/SS-A y anti-La/SS-B

Los anticuerpos (Ac) anti-Ro/SS-A (SS proteína A) y anti-La/SS-B (SS proteína B) suelen ser inmunoglobulinas (Ig) de la clase IgG1 e IgG3, aunque recientemente se han descrito también de clase IgA e IgM. Pueden producirse localmente en los infiltrados de las glándulas salivales y su presencia se asocia a daño tisular. Los Ac anti-Ro/SS-A se han encontrado en fluidos de riñones de pacientes con LES y se asocian a fotosensibilidad. La presencia de Ac anti-Ro/SS-A y anti-La/SS-B parece predisponer a pacientes con LES a desarrollar un SS.

En la actualidad, no existe un método ideal para la determinación de Ac anti-Ro/SS-A y La/SS-B que reúna criterios de alta sensibilidad y especificidad, precisión, facilidad de ejecución, rapidez y bajo coste. Por tanto, es recomendable determinar estos Ac por más de un método, como son:

- Inmunofluorescencia indirecta: La determinación de ANA se realiza por inmunofluores cencia indirecta (IFI) sobre células HEp-2 o tejidos de rata (hígado, riñón, estómago y timo).
- Inmunoprecipitación en gel/ contrainmunoelectroforesis.
- Enzimoinmunoanálisis (ELISA).
- Inmunoprecipitación de proteínas.

Asociaciones con otras enfermedades

La prevalencia de Ac anti-Ro/SS-A es superior a la de Ac anti-Ro/SS-A en miopatías idiopáticas inflamatorias, es el marcador serológico más común en estas entidades (34%) y se asocia con la presencia de Ac anti-Jo-1 en el 55% de los casos. También se asocia a:

CBP, crioglobulinemia mixta, hepatopatías, LES y (en menor grado) a ES. Anti-La/SS-B se detectan entre el 34-70% de SSp y SS asociado a LES. Coexisten con los anti-Ro/SS-A en la mayoría de los pacientes. Su presencia es altamente sugestiva de SS y puede correlacionarse con afección extraglandular.

Factor reumatoide

Se detectan en aproximadamente el 60% de SSp y su frecuencia es superior en varones. Se detecta en SS secundario asociado preferentemente a AR.

Anti-péptidos del receptor muscarínico (tipo M3) de la acetilcolina

Se han descrito como marcador del SSp.

Esclerosis sistémica

La esclerosis sistémica (ES) o esclerodermia es una enfermedad multisistémica que se caracteriza por fibrosis de la piel, de la microvasculatura y de numerosos órganos internos (incluyendo pulmón, riñón, tracto gastrointestinal y corazón) y alteración del sistema inmune con producción de autoanticuerpos (auto-Ac) específicos. Las manifestaciones clínicas de la enfermedad son muy heterogéneas y dependen de la presencia y del grado de afectación de los órganos internos. Formas clínicas Esclerosis sistémica con afectación cutánea limitada. La afectación cutánea es distal a los codos y las rodillas, pudiendo comprometer la cara y el cuello. Aquí se incluye el síndrome de CREST (calcinosis, fenómeno de Raynaud, alteraciones de la motilidad esofágica, esclerodactilia y telangiectasias) que se caracteriza por la presencia de dichas alteraciones.

Los síntomas limitados de escleroderma se conocen como CREST

Calcinosis: depósitos de calcio en la piel

Fenómeno de Raynaud: espasmo vascular en respuesta al frío o al estrés

Disfunción esofágica: reflujo de ácido y disminución en la motilidad del esófago

Esclerodactilia: engrosamiento y tensionamiento de la piel en las manos y en los dedos de las manos

Telangiectasia: dilatación de capilares que causa marcas rojas en la superficie de la piel

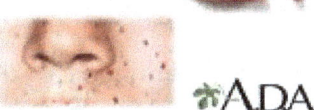

ⓧA.D.A.M.

Esclerosis sistémica con afectación cutánea difusa. La afectación cutánea afecta al tronco y se extiende proximalmente a codos y rodillas. Esclerodermia sin esclerodermia. En este tipo de esclerodermia no se aprecia afectación cutánea, aunque presenta afectación de órganos internos.

Pre-esclerodermia o esclerodermia precoz. Están presentes el fenómeno de Raynaud y/o alteraciones microvasculares características en capilaroscopia, aunque sin afectación cutánea o de órganos internos, y anticuerpos antinucleares (ANA) específicos como anti-topoisomerasa-I/Scl-70, anti-centrómero (Cent) o anti-ARN polimerasa (ARNP)-I y/o III.

Diagnóstico inmunológico de laboratorio

Los auto-Ac están presentes en el 95% de los pacientes y se han descrito más de 60 especificidades asociadas a ES, con distinta relevancia y significado. Los **ANA** aparecen en más del 90% de los casos y son 5 los que se suelen asociar con ES «pura»: **anti-topoisomerasa-I/Scl70, anti-Cent, anti-ARNP I/III, anti-Th/To y anti-U3RNP/fibrilarina.** Otros ANA se asocian a ES con clínica adicional característica de otras conectivopatías, fundamentalmente miositis, en los denominados síndromes de solapamiento. Entre ellos destacan los **anti-PM-Scl, anti-U1RNP, anti-Ku y anti-SS-A/Ro52.** No suelen coexistir 2 o más especificidades en el mismo paciente y la positividad suele mantenerse durante todo el curso de la enfermedad. La especificidad antigénica de los ANA puede considerarse un biomarcador de los subgrupos de ES. En concreto, los **anti-Cent** se presentan casi exclusivamente en la esclerosis sistémica con afectación cutánea limitada (ESL), mientras que los anticuerpos (Ac) **anti-topoisomerasa-I/Scl-70, anti-ARNP I/III y anti-U3RNP/fibrilarina** se presentan con mayor frecuencia en la forma difusa.

Anticuerpos anti-topoisomerasa-I/Scl-70

Están presentes en el 50-70% de pacientes con esclerosis sistémica con afectación cutánea difusa (ESD) y en aproximadamente el 27% de la ESL. Su positividad es un factor de mal pronóstico ya que se asocian con un curso clínico más severo con afectación difusa de la piel y multisistémica (pulmón, corazón y riñón) y, en particular, con fibrosis pulmonar severa, con cuya patogénesis se les ha correlacionado. En pacientes con fenómeno de Raynaud es un indicador de potencial desarrollo de ES. Pueden presentarse años antes de los síntomas de la esclerodermia.

Anticuerpos anti-centrómero

Presentes en el 50% de ESL, 25% de Raynaud primario y 7% de ESD. CENP-B es el autoantígeno reconocido por el 95% de estos Ac. La mayoría de los pacientes con Ac anti-Cent sufren fenómeno de Raynaud y presentan alto riesgo de calcinosis e isquemia digital.

Anticuerpos anti-ARN-polimerasa I, II y III

Los Ac anti-ARNP I y III normalmente coexisten y esta combinación es altamente específica de ES.

Anticuerpos anti-Th/To

Se presentan más frecuentemente en las formas cutáneas limitadas, pero con afectación sistémica importante, incluyendo fibrosis pulmonar severa con hipertensión pulmonar arterial secundaria y crisis renales.

Se pueden presentar en pacientes con fenómeno de Raynaud aislado. Pacientes con fibrosis pulmonar idiopática y Ac anti-Th/To pueden desarrollar esclerodermia.

Anticuerpos anti-U3 RNP/fibrilarina

Los pacientes con Ac anti-U3RNP suelen presentar ESD, hipertensión pulmonar, afectación de intestino delgado, afectación muscular severa y un peor pronóstico.

Anticuerpos anti-PM-Scl

Están presentes en el 5% de pacientes con ES y en el 20% de pacientes con síndrome de solapamiento de PM y ES.

Anticuerpos anti-Ku

Pueden estar presentes entre un 5-25% de pacientes con síndrome de solapamiento PM/ES. También aparecen en pacientes con PM, LES y SS.

Anticuerpos anti-U1RNP

Se detectan en un 5-10% de pacientes con ES, aumentando su frecuencia aproximadamente al 30% en pacientes con solapamiento PM/ES. Son marcadores diagnósticos de la enfermedad mixta del tejido conectivo (EMTC).

Ac anti-recertor del factor de crecimiento derivado de plaquetas

Estos últimos han sido de creciente interés porque presentan una alta sensibilidad y especificidad en la ES.

Métodos recomendables de detección

La IFI sobre células HEp-2 es la herramienta de cribado habitual. Los patrones de fluorescencia son sugestivos de las distintas especificidades pero no son específicos y se debe proseguir el estudio de la especificidad antigénica por técnicas de ELISA o IT.

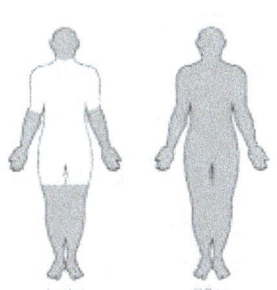

Tabla de Variantes de Esclerosis Sistémica		
	LIMITADA	DIFUSA
General	No presenta	Fatiga, pérdida de peso
Piel	Endurecimiento en extremidades distales y cara	Endurecimiento en extremidades incluyendo pulpejos, cara y tronco
Uñas	Capiloroscopia: +- dilatación	Capilaroscopia Dilatación
Pulmonar	Hipertensión Pulmonar >fibrosis	Fibrosis> Hipertensión Pulmonar
Renal	Poco frecuente	HTN Renovascular
Corazón	Poco Frecuente	Cardiopatía Restrictiva
Otros	SX CREST	Fenómeno de Raynaud
Anticuerpos	Anticentromero (70%)	Anti Scl 70(40%)
Pronostico	Supervivencia > 70% en 10 años	Supervivencia 40 – 60% en 10 años

Artritis reumatoide

La artritis reumatoide (**AR**) es una enfermedad inflamatoria crónica que afecta aproximadamente al 0,5-2% de la población mundial, preferentemente a mujeres en una proporción de 3 a 1. De etiología des conocida, ataca la membrana sinovial de las articulaciones, causando destrucción articular progresiva, incapacidad funcional significativa y alteración de la calidad de vida a largo plazo. Las manifestaciones clínicas son heterogéneas, desde formas leves hasta formas altamente agresivas, pudiendo desarrollarse e intervalos de tiempo muy diversos. En la actualidad no tiene curación, por lo que el objetivo del tratamiento es conseguir la remisión clínica mediante la supresión del proceso inflamatorio. La instauración precoz de un tratamiento adecuado mejora el desenlace de la enfermedad, lo cual hace imprescindible para asegurar su diagnóstico temprano. Existen criterios que permiten identificar, entre pacientes con sinovitis inflamatoria indiferenciada, los que tienen alto riesgo de enfermedad persistente y/o erosiva. La clasificación de AR definitiva se basa en la presencia confirmada de sinovitis en al menos una articulación; ausencia de un diagnóstico alternativo que explique mejor la sinovitis, y consecución de una puntuación igual o mayor de 6 (de un máximo de 10) en 4 apartados:

a) número y sitio de las articulaciones implicadas (0-5)
b) anormalidad serológica que incluye los anticuerpos anti-péptido/proteína citrulinados (ACPA, anti-citrullinated protein/peptide antibody) además del factor reumatoide (FR) (0-3)
c) respuesta de fase aguda elevada (0-1)

d) duración de los síntomas (0-1).

- Número y lugar de afectación articular (0-5)

1 articulación grande afectada	0
2-10 articulaciones grandes afectadas	1
1-3 articulaciones pequeñas afectadas	2
4-10 articulaciones pequeñas afectadas	3
> 10 articulaciones pequeñas afectadas	5

- Anormalidades serológicas (0-3)

FR y anti-CCP negativos	0
FR y/o anti-CCP positivos bajos	2
FR y/o anti-CCP positivos altos	3

- Elevación de reactantes de fase (0-1)

VSG y PCR normales	0
VSG y/o PCR elevadas	1

- Duración de la sintomatología (0-1)

<6 semanas	0
≥6 semanas	1

Clasificación de artritis reumatoide

Diagnóstico inmunológico de laboratorio:

El diagnóstico de la AR ha estado ligado clásicamente a la determinación del **FR (Factor reumatoideo)**, anticuerpo (Ac) dirigido contra el fragmento Fc de la región constante de la cadena pesada de la inmunoglobulina (Ig) tipo IgG. Con una prevalencia en AR del 70 al 90%, es el marcador más ampliamente utilizado a pesar de su falta de especificidad (otras enfermedades autoinmunes, infecciones bacterianas, virales, parasitosis, cirrosis)

Se observa alta prevalencia en el síndrome de Sjögren (SS) (60-80%) y en las crioglobulinemias mixtas tipo II y III, con frecuencia asociadas a infección por el virus de la hepatitis C (VHC). Los pacientes con AR y la mayoría de pacientes con SS presentan elevaciones sostenidas de FR policlonal, mientras que los pacientes con enfermedad linfoproliferativa y crioglobulinemia mixta de tipo II, así como un pequeño porcentaje de pacientes con SS pueden tener FR monoclonal circulante en sangre. Por último, un 10% de individuos sanos presenta FR positivo, prevalencia que aumenta con la edad. Tradicionalmente, el FR se ha determinado mediante técnicas semicuantitativas de aglutinación que detectan el isotipo IgM (aunque con baja sensibilidad). Actualmente estas técnicas se están sustituyendo por la nefelometría y la turbidimetría, debido a su mayor sensibilidad y a la posibilidad de detección, cuantificación y estandarización. El FR más utilizado con finalidad clínica es el del isotipo IgM, pero diversos estudios han sugerido que un incremento combinado de FR IgM e IgA se encuentra casi exclusivamente en la AR.

Anticuerpo anti-proteína/péptido citrulinados

Los Ac con mayor especificidad para la AR son los que reconocen epítopos que contienen citrulina, y que se denominan en conjunto ACPA. Existe un alto grado de reacción cruzada entre los ACPA anti-proteína y los ACPA anti-péptido cíclico citrulinado (anti-CCP), pero el grado de reacción cruzada es variable y no es absoluto. Estos Ac reconocen secuencias peptídicas que contienen residuos citrulinados.

De hecho, parte de los residuos de arginina de estas proteínas diana pasan a ser citrulina mediante la acción del enzima peptidilarginina deiminasa. La especificidad de los test CCP de segunda generación en el diagnóstico de la AR es aproximadamente del 95%. La sensibilidad de las pruebas de enzimoinmunoanálisis (ELISA) para ACPA es similar a la del FR IgM (55-80%) pero su especificidad es más alta (rango de 90-96%), lo que contribuye a que los ACPA sean muy útiles en el diagnóstico diferencial de la fase inicial de AR: sobre todo en la capacidad para distinguir entre AR, SS primario o lupus eritematoso sistémico (LES). La utilidad diagnóstica y pronóstica del resto de auto-Ac en la AR es escasa. La cuantificación de la proteína C reactiva y/o de la velocidad de sedimentación globular (VSG) están incluidas dentro del apartado de respuesta de fase aguda elevada.

Síndrome antifosfolipídico

En 1983, Hughes introdujo el término síndrome anti-fosfolipídico (SAF) para caracterizar a un grupo de pacientes con trombosis y/o complicaciones repetidas de los embarazos que además tenían anticuerpos antifos-folípidos (aFL) circulantes. Desde entonces, la presencia de aFL en plasma se considera un factor de riesgo para el

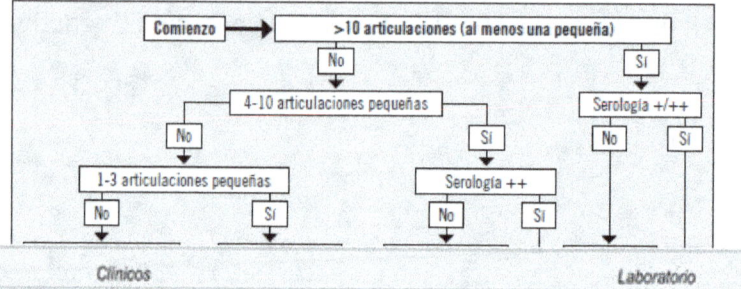

Clínicos

Trombosis

Venosa, arterial o de pequeño vaso en cualquier territorio

Morbilidad en el embarazo

Una o más muertes inexplicadas a partir de la décima semana de gestación, con feto normal

Parto prematuro en la semana 34 del embarazo o anteriores por preeclampsia o insuficiencia placentaria

Tres o más abortos espontáneos, consecutivos y no justificados por otros mecanismos antes de la décima semana de gestación, y excluidas causas cromosómicas maternas o paternas, u hormonales o anatómicas maternas

Diagnóstico

Un dato clínico y uno analítico

Las pruebas de laboratorio deben ser positivas en dos o más ocasiones, en un intervalo superior a 12 semanas

Laboratorio

Anticoagulante lúpico

Anticuerpos anti-β2 glicoproteína I (IgG y/o IgM) a título medio o alto desarrollo de complicaciones tromboembólicas, aunque su presencia no es suficiente para clasificar a un paciente de SAF. Los criterios de clasificación del síndrome incluyen: trombosis arteriales o venosas, morbilidad en el embarazo y presencia de aFL. Las manifestaciones clínicas son relativamente comunes a varias patologías, por lo que la presencia de aFL en suero/plasma es básica para definir el síndrome en un paciente determinado.

Diagnóstico inmunológico de laboratorio

Los aFL más relevantes para el diagnóstico diferencial del SAF son el **anticoagulante lúpico (AL), los anticuerpos anticardiolipina (aCL) y los anticuerpos anti-beta2 glucoproteína(abeta2GPI).**

Indicaciones clínicas para la determinación de anticuerpos antifosfolípidos

Debe limitarse a aquellos pacientes que tengan una probabilidad significativa de padecer un SAF. La necesidad de la investigación del perfil de aFL puede graduarse en función de las características clínicas del paciente en:

1. Probabilidad elevada:
   a) Tromboembolismo venoso profundo no provocado y trombosis arteriales (infarto de miocardio, accidente vascular cerebral, etc.) inexplicadas en pacientes jóvenes (< 50 años de edad).
   b) Trombosis de localización inusual.
   c) Pérdidas tardías de embarazo (≥ 10 semanas de gestación).

d) Cualquier trombosis y/o morbilidad en el embarazo en pacientes con enfermedades autoinmunes.

e) Pacientes diagnosticados de lupus eritematoso sistémico (LES) (35%), aún en ausencia de manifestaciones clínicas sugestivas de SAF.

2. Probabilidad moderada:

a) Tiempo de tromboplastina parcial activada (aPTT) alargado en individuos asintomáticos.

b) Pérdidas de embarazo espontáneas, tempranas y recurrentes (< 10 semanas de gestación), uno o más nacimientos prematuros de un feto morfológicamente normal antes de la semana 34 de gestación por eclampsia, preeclampsia severa o insuficiencia placentaria y en la eclampsia o preeclampsia severa especialmente cuando comienza temprano y se acompaña de hemólisis, elevación de enzimas hepáticos y trombocitopenia (síndrome de HELLP).

c) Tromboembolismo venoso provocado pacientes jóvenes.

3. Probabilidad baja:

a) Tromboembolismo venoso o arterial en pacientes mayores de 50 años en los que no se detecten otros factores desencadenantes.

También sería conveniente investigar la presencia de SAF, mediante el análisis de aFL, en pacientes con las siguientes manifestaciones clínicas, no definitorias de clasificación de SAF (especialmente si se asocian a manifestaciones autoinmunes):

1. Livedo reticularis/Raynaud.

2. Trombocitopenia y anemia hemolítica autoinmune.
3. Necrosis epidérmicas cutáneas no explicables por otras causas.
4. Cuadro de esclerosis múltiple atípica (seudoesclerosis del SAF).
5. Necrosis ósea avascular de causa no filiada.
6. Nefropatía.
7. Vegetaciones valvulares cardíacas.
8. Hemorragia alveolar difusa.

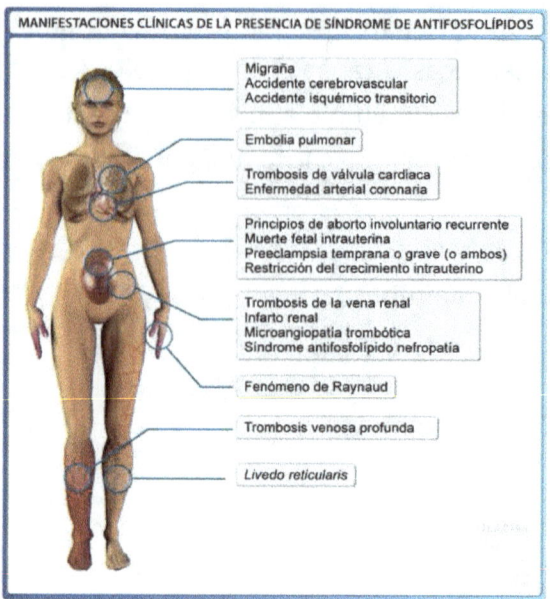

MANIFESTACIONES CLÍNICAS DE LA PRESENCIA DE SÍNDROME DE ANTIFOSFOLÍPIDOS

Migraña
Accidente cerebrovascular
Accidente isquémico transitorio

Embolia pulmonar

Trombosis de válvula cardiaca
Enfermedad arterial coronaria

Principios de aborto involuntario recurrente
Muerte fetal intrauterina
Preeclampsia temprana o grave (o ambos)
Restricción del crecimiento intrauterino

Trombosis de la vena renal
Infarto renal
Microangiopatía trombótica
Síndrome antifosfolípido nefropatía

Fenómeno de Raynaud

Trombosis venosa profunda

Livedo reticularis

Levideo reticularis

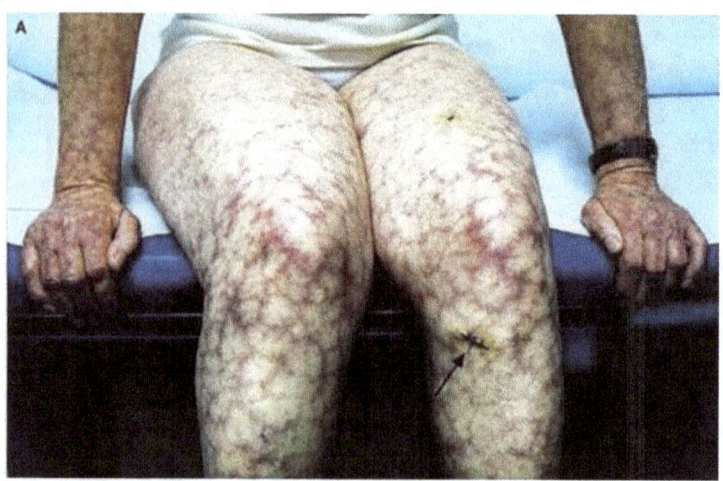

Determinación de anticuerpos antifosfolípidos

- Presencia de AL en plasma.
- Presencia de aCL-dependientes de beta2GPI en suero o plasma de inmunoglobulinas (Ig) — isotipo IgG y/o IgM— valorables a título medio/alto: > 40 GPL aCL IgG; > 40 MPL aCL IgM o > percentil 99 para ambos isotipos.
- Concentraciones de abeta2GPI en suero o plasma de isotipo IgG y/o IgM. Valorables a título medio/ alto: > percentil 99. Un resultado positivo debe ser confirmado a las 12 semanas. Se debe evitar la clasificación del síndrome unida a fosfatidilserina (aPT/PS) u otros aFL asociados al SAF.

Aunque no están incluidos en los criterios diagnósticos de SAF, los aPT/PS se asocian estrechamente a trombosis y su presencia se correlaciona con el AL (Anticoagulante Lúdico). Se podría considerar un probable SAF cuando se demostrara en los pacientes la presencia de uno de estos anticuerpos a concentraciones moderadas/altas y mantenidas tras 12 semanas o más.

Métodos de detección:

a) a-Presencia de AL (anticoagulante Lúdico): incluyendo el tiempo parcial de tromboplastina activado y el test de veneno de la víbora de Russell según las recomendaciones de la Sociedad Internacional de Trombosis y Hemostasia.

b) b-Concentraciones de aCL (anticardiolipina): enzimoinmunoanálisis (ELISA) estandarizado, dependiente de abeta2GPI.

c) c-Valores de **abeta**2GPI: ELISA estandarizado.
d) d-Concentraciones de aPT/PS: ELISA.

Interpretación de los resultados analíticos:

- Un resultado positivo de AL obtenido en la proximidad de un evento tromboembólico debe ser interpretado con precaución, ya que los pacientes pueden estar tratados con dosis terapéuticas de heparina no fraccionada y/o antagonistas de la vitamina K.
- Cuando un resultado de uno o más aFL es positivo:
  1. Confirmar que permanece positivo en una segunda muestra (obtenida al menos 12 semanas después).
  2. La presencia de AL y/o aCL y/o abeta2GPI persistentes y a concentraciones moderadas/altas, asociada a los criterios clínicos, permite el diagnóstico de SAF.
  3. Las concentraciones bajas de aCL y/o abeta2GPI poseen un significado clínico dudoso:
     a) Valores ligeramente superiores al umbral de positividad de cada ELISA y AL negativo: diagnóstico de SAF inconcluyente.
     b) Positividad baja y transitoria: significado clínico cuestionable (puede deberse a inflamación, infecciones, tumores, fármacos).
- Cuando un resultado de aCL y/o a-beta2GPI es positivo y el otro negativo:
  1. Se recomienda la realización de AL si no se había realizado simultáneamente.

2. La combinación aCL positivos y a-beta2GPI negativos puede asociarse a SAF, puesto que en el ensayo de aCL hay beta2GPI.
3. La combinación aCL negativos y a-beta2GPI positivos también tiene valor diagnóstico de SAF, si bien esta combinación no es frecuente.

Síndrome de Goodpasture

El síndrome de Goodpasture (SGP) es una enfermedad grave y poco frecuente (1 caso/millón habitantes/año) que se manifiesta clínicamente como un síndrome riñón pulmón caracterizado por GNRP (glomerulonefritis rápidamente progresiva) y hemorragia alveolar. Se asocia a la presencia de Ac de clase IgG dirigidos contra el dominio NC1 de la cadena alfa-3 del colágeno tipo IV de la membrana basal glomerular (MBG), por lo que también se denomina enfermedad por Ac anti- MBG. Resulta de interés el hecho de que hasta un 20% de las GNRP presentan estos Ac y, asimismo, que un 30% de los pacientes con Ac anti-MBG solo muestran manifestaciones de tipo renal. Las indicaciones clínicas para la solicitud de los Ac anti-MBG son: pacientes con insuficiencia renal, hemoptisis, dificultad respiratoria, cuadro seudo gripal acompañado con fiebre, fatiga y náuseas. El SGP presenta una distribución bimodal con picos de incidencia en la tercera y sexta décadas de la vida y una pequeña preponderancia del sexo masculino. Factores ambientales como las infecciones, la exposición al humo de tabaco y otros humos inhalados podrían influir en la predisposición a desarrollar la enfermedad.

Diagnóstico inmunológico de laboratorio

Ac frente a MBG (Membrana basal glomerular)

Constituye un dato fundamental para el diagnóstico de SGP siendo el ELISA específico con antígenos purificados de la cadena alfa-3 del colágeno tipo IV el método más empleado. La sensibilidad del ELISA en la determinación de anti-MBG en el SGP con afectación renal es superior al 95% y la especificidad prácticamente del 100%. En cuanto a los valores predictivos, el VPP se sitúa en torno al 85%.

La asociación de los Ac anti-MBG con la GNRP es muy elevada, mientras que se detectan raramente en pacientes que solo presentan implicación pulmonar. La biopsia renal es el método diagnóstico de elección, junto con la demostración de Ac anti-MBG en sangre periférica.

Dado que la progresión de la enfermedad suele ser muy rápida, la determinación de estos Ac previa a la biopsia permite un diagnóstico temprano imprescindible para instaurar lo antes posible el tratamiento consistente en plasmaféresis, inmunosupresores y/o agentes citostáticos.

La presencia de estos Ac se considera un criterio de exclusión para el trasplante. Aproximadamente un 30% de los pacientes con Ac anti-MBG presentan ANCA con especificidad MPO.

Por otra parte, las vasculitis asociadas a ANCA pueden manifestarse como síndrome reno pulmonar siendo su forma limitada renal indistinguible del SGP sin afectación pulmonar. Por tanto, se recomienda la realización simultánea de ANCA y anti-MBG en pacientes con síndrome reno pulmonar.

También se debe realizar hemograma, bioquímica con perfil renal, estudio de la orina (sistemático y sedimento, ANA, ANCA, crioglobulinas y complemento [C3 y C4]) como pruebas complementarias al diagnóstico.

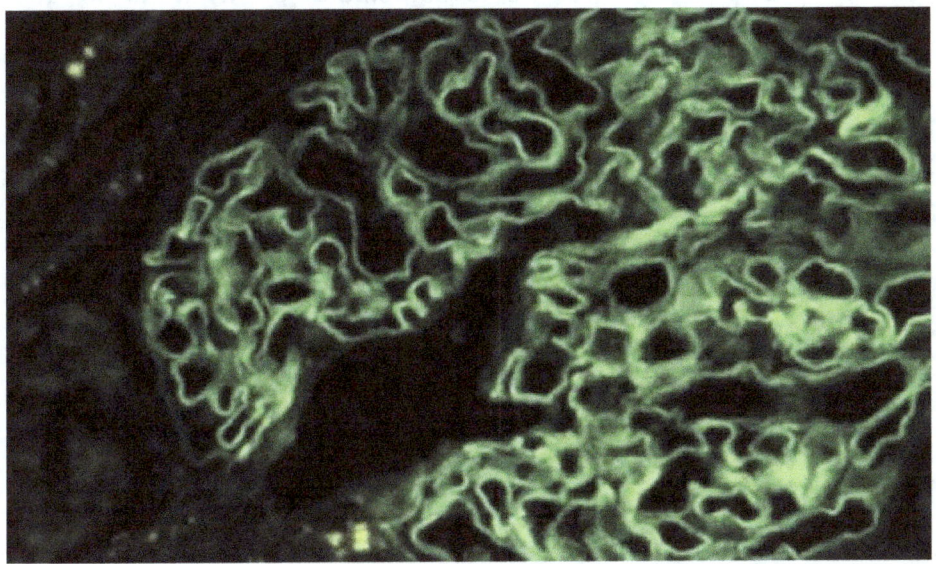

Inmunofluorescencia directa de enfermedad anti-MBG (Goodpasture)

Crioglobulinemias

Las crioglobulinemias son síndromes clínicos asociados a modificaciones en la solubilidad de las moléculas de inmunoglobulina (Ig) provocadas por cambios de temperatura. Muestran la presencia en suero o plasma de un crioprecipitado compuesto de Ig, a veces formando complejos con albúmina, fibrinógeno y otros antígenos (Ag), que presentan la capacidad de precipitar (in vitro) a bajas temperaturas y recuperar su solubilidad por calentamiento a 37 °C. Se han descrito alteraciones intrínsecas en la carga superficial, dependientes de la secuencia de aminoácidos y/o del contenido de carbohidratos en la región de fragmento cristalizable de las Ig que pueden producir descenso de la solubilidad en frío, por lo que modificaciones en la estructura primaria de las cadenas ligeras y pesadas de las Ig son responsables de la diferente solubilidad de las

Indicaciones de la solicitud de crioglobulinas

Hallazgos en estudios del laboratorio
Seudotrombocitosis o seudoeritrocitosis
Valores de C4 bajos
Cambios en las concentraciones de inmunoglobulinas
Aumento de la viscosidad
Factor reumatoide elevado
Hiperproteinemia, hipergammaglobulinemia
Presencia de componente monoclonal o proteína de Bence-Jones en suero u orina
Formación de gel en la extracción sanguínea
Fallo en la migración electroforética que se resuelve por tratamiento reductor
Interferencias con la realización de pruebas automatizadas en el laboratorio

Manifestaciones clínicas
Lesiones cutáneas, púrpura, fenómeno de Raynaud
Sensibilidad al frío
Artritis
Astenia
Isquemia vascular periférica
Glomerulonefritis membranoproliferativa. Nefritis por complejos inmunes
Síndrome de Sjögren, lupus eritematoso sistémico, artritis reumatoide
Gammapatía monoclonal con hiperviscosidad,
Neuropatía periférica sin diagnosticar
Infecciones crónicas virales VHC, VHB, VIH

VHB: virus de la hepatitis B; VHC: virus de la hepatitis C; VIH: virus de la inmunodeficiencia humana.

crioglobulinas. Por otra parte, los complejos inmunes de Ig-Ag o la agregación de las Ig al exponer el lugar de unión al complemento disminuyen la carga superficial y la solubilidad a bajas temperaturas.

En 1974, Brouet et al clasificaron las crioglobulinas en monoclonales (tipo I) y crioglobulinas mixtas. Estas últimas están

Clasificación clínica de la crioglobulinemia

Subtipos	FR	Monoclonalidad	Enfermedades asociadas
Tipo I	–	Sí	Mieloma múltiple
		(IgG, IgA o IgM)	Macroglobulinemia de Waldenstrom
			Gammapatía monoclonal idiopática
			Leucemia linfocítica crónica
Tipo II o mixta	+	Sí	Hepatitis C
		(IgG policlonal, IgM monoclonal)	Síndrome de Sjogren
			Lupus eritematoso sistémico (LES)
			Leucemia linfocítica crónica
			Enfermedad linfoproliferativa
			Esencial
Tipo III o mixta	+	No	Hepatitis C
		(IgG e IgM policlonal)	Artritis reumatoidea
			Síndrome de Sjogren
			LES
			Enfermedad linfoproliferativa
			Esencial

formadas por complejos mezcla de una Ig policlonal asociada a una Ig monoclonal (tipo II) o a otro isotipo de Ig policlonal (tipo III).

Diagnóstico de laboratorio inmunológico

La valoración de las crioglobulinas séricas es un método ampliamente aplicado en la práctica clínica, aunque los ensayos no están adecuadamente estandarizados. Es imprescindible que la extracción de sangre se realice a 37 °C (con jeringa caliente) y que la muestra sea transportada al laboratorio a dicha temperatura.

Inmunofenotipificación

Consiste en identificar el isotipo de las crioglobulinas y en detectar la clonalidad de los componentes, dife renciando los tipos I, II y III. Se recomienda realizar las técnicas a 37 °C para minimizar la precipitación.

Puede realizarse utilizando las siguientes metodologías:

- Electroforesis (EF) en geles de agarosa e inmunofijación (IF). Revelado con antisueros específicos.
- EF en geles de poliacrilamida e inmunotransferencia. Revelado con antisueros específicos.
- EF bidimensional. Es más sensible que la EF y la IF para demostrar la clonalidad B y la búsqueda de especificidad antigénica en los componentes del crioprecipitado.
- EF capilar con inmunosustracción. Se realiza en el suero total y en el suero sobrenadante tras retirar el «pellet» del crioprecipitado.

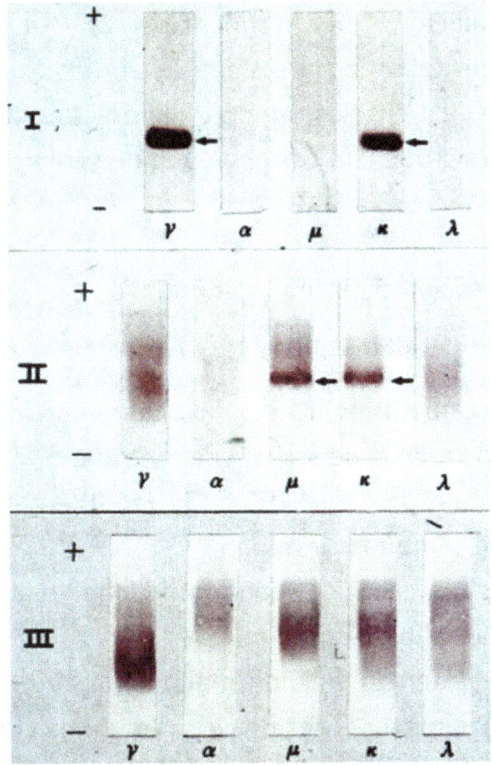

Electroforesis de crioglobulinas: Cuantificación de inmunoglobulinas del crioprecipitado

Puede realizarse utilizando las siguientes metodologías:

- Determinación por nefelometría de los isotipos de las Ig en el suero nativo y en el sobrenadante y el «pellet» de la precipitación en frío.

- Cuantificación proteica por espectrofotometría. Uno de los métodos utilizados por algunos laboratorios es la cuantificación por espectrofotometría a 280 nm.

- Determinación del criocrito. Es el mejor método semicuantitativo para estimar la cantidad de crioprecipitado y está ampliamente asentado en la práctica clínica. Se realiza en tubos Wintrobe (tubos calibrados de sedimentación).

Pruebas complementarias para el diagnóstico:

- **Cuantificación de inmunoglobulinas**

  En las crioglobulinemias pueden aparecer variadas alteraciones:

  1. Hiperglobulinemia, policlonal o con componente monoclonal: elevación del isotipo G, A o M (tipo I), incremento de IgM 19S y 7S (tipo II), alteración del cociente kappa/lambda normal.
  2. Hipoglobulinemia: policlonal (con tipo II), isotipos no crioglobulinémicos (tipo I).
  3. Valores dentro de la normalidad (frecuente en tipo III).

- **Estudio de marcadores de clonalidad de células B**
  1. Estudio de gammapatías monoclonales.
  2. Detección de poblaciones clonales de linfocitos B en sangre periférica, estudio de reordenamiento del gen IGH. En la crioglobulinemia tipo II pueden aparecer agregados linfoides en medula ósea.

- **Detección de autoanticuerpos y formación de inmunocomplejos**

  En las crioglobulinemias se han descrito:

  1. Factor reumatoide IgM (19S) (tipo II y III), IgA (tipo II) e IgG (tipo I).

2. Valores elevados de inmunocomplejos circulantes especialmente con el método C1q binding.

3. Anticuerpos antinucleares (ANA).

- **Detección de anticuerpos antivirales**

Virus de Epstein-Barr, virus de la hepatitis C (VHC) y virus de la hepatitis B (VHB).

- **Proteínas del sistema del complemento**

En la crioglobulinemia suele haber activación de la vía clásica o alternativa, activación in vivo e in vitro por crioprecipitado, depresión selectiva de C4, activación dependiente de frío.

- **Otras anomalías**

Proteinuria, hematuria, piuria y función hepática anormal.

- **Artefactos ex vivo**

Velocidad de sedimentación globular elevada, pseu-doeucocitosis, pseudotrombosis, crioprecipitación en material de biopsia.

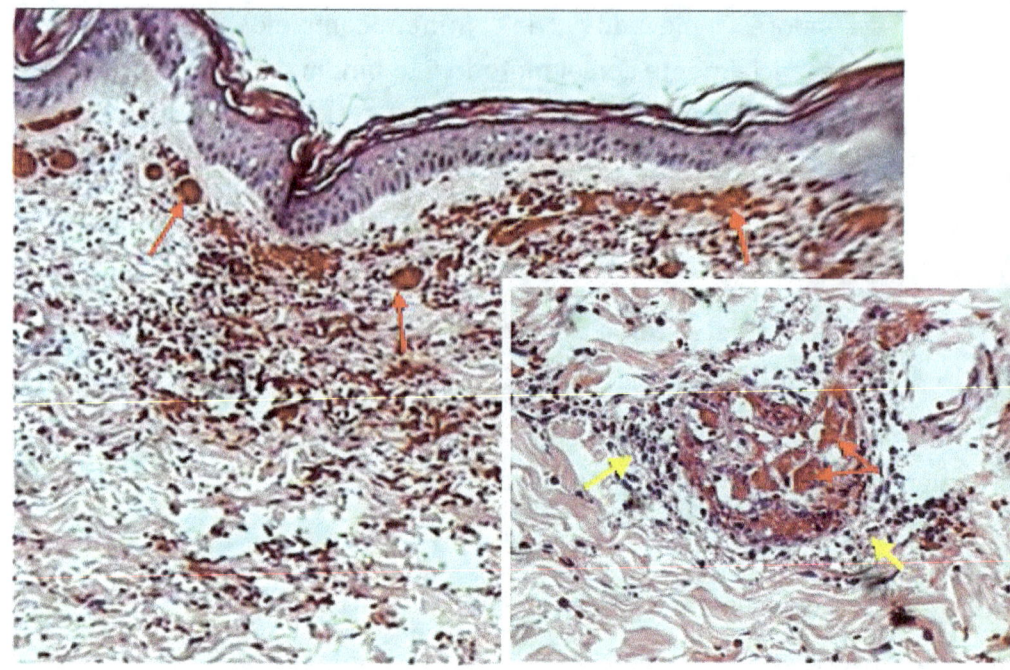

Biopsia de piel. Se observa múltiples vasos con trombosis (flechas rojas) Con extravasación de glóbulos rojos y el polvo nuclear focal (flechas amarillas) que se deben a una crioglobulinemia.

Gastritis crónica autoinmune. Anemia perniciosa

La gastritis autoinmune (**GA**) es una enfermedad Organo-específica que afecta al estómago. También es conocida como «gastritis crónica atrófica tipo A». Se caracteriza por la pérdida de las células parietales gástricas (CPG), productoras de ácido clorhídrico y factor intrínseco (FI), y de células zimogénicas productoras de pepsina, que llevan a la atrofia de la mucosa del cuerpo y fundus gástrico, preservando el antro. Se genera hipergastrinemia, anemia ferropénica y una disminución en la secreción de ácido y pepsinógeno I. En la fase final, se produce anemia perniciosa por déficit de vitamina B12. En el suero de los pacientes, se puede detectar la presencia de anticuerpos (Ac) anti-CPG y/o anti-FI. La anemia perniciosa se considera una enfermedad de la vejez, aunque el 15% de los pacientes son jóvenes e incluso puede presentarse en niños. La GA se suele diagnosticar por la aparición de la anemia perniciosa en torno a los 60 años. El ratio mujer/varón en la GA es de 3:1 y es más frecuente en individuos del norte de Europa y en los de raza negra que en población del sur de Europa y Asia. El desencadenante inicial de la enfermedad podría ser la infección por Helicobacter pylori mediante un mecanismo de mimetismo molecular con la H + / K+ATPasa o bomba de protones gástrica. Aparecen infiltrados de células mononucleares en la submucosa y la lámina propia, predominantemente macrófagos, linfocitos B, células plasmáticas productoras de anti- CPG y anti-FI, y linfocitos T CD4+ productores de citocinas Th1, lo que produce una reducción de células parietales y zimogénicas y el número de glándulas gástricas. La autoagresión continuada a la mucosa gástrica produce disminución de la secreción de ácido clorhídrico y de la concentración de pepsinógeno I. Al disminuir la acidez, se produce disminución de la absorción de hierro y, como consecuencia, anemia ferropénica. En el estadio final de la enfermedad, el déficit de vitamina B 12, provocado por malabsorción, puede producir anemia perniciosa, aparición de lesiones de la piel y mucosas y/o alteraciones neurológicas. Los pacientes con GA y anemia perniciosa tienen un riesgo de desarrollar tumor carcinoide gástrico o adenocarcinoma, 13 y 3 veces superior que la población general, respectivamente.

Diagnóstico inmunológico de laboratorio

Anticuerpos anti-células parietales gástricas

Están presentes en el 60-85% de los pacientes con GA y en el 90% de los pacientes con anemia perniciosa. Se detectan por inmunofluorescencia indirecta (IFI).

Anticuerpos anti-factor intrínseco

Están presentes en el 30-50% de los pacientes con GA y en el 40-70% de los pacientes con anemia perniciosa. Existen 2 clases, el tipo I, que bloquea la unión de la vitamina B12 al factor intrínseco, y el tipo II, que no interfiere en el transporte de vitamina B12. El 86,3% presenta exclusivamente Ac anti-CPG, y el 13,2% presenta ambos Ac. Se detectan por enzimoinmunoanálisis (ELISA). La presencia de Ac anti-CPG e hipergastrinemia puede estar asociada a anemia ferropénica. Esta puede preceder en más de 20 años a la anemia perniciosa. A todo paciente con anemia ferropénica refractaria al tratamiento con hierro,

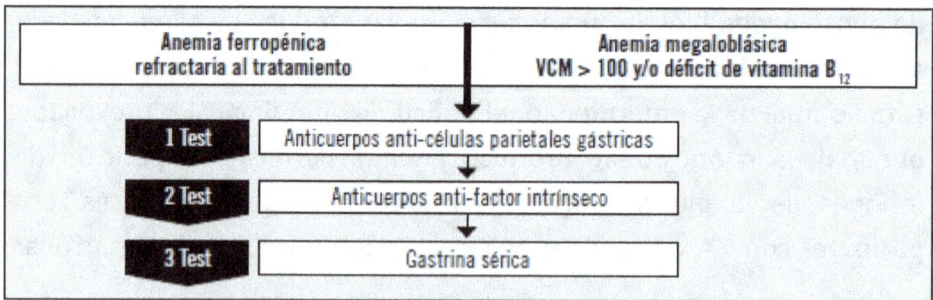

Algoritmo diagnóstico. VCM: volumen corpuscular medio.

o sospecha clínica de GA o déficit de vitamina B12 inicialmente se le determinarán los Ac anti-CPG y anti-FI. Una vez detectada y confirmada la presencia de auto-Ac, no se precisa su monitorización.

Pruebas complementarias para el diagnóstico

El grave impacto en la salud del paciente y la posibilidad de tratamiento efectivo apoya la importancia del diagnóstico precoz mediante la determinación de los biomarcadores circulantes y de la biopsia gástrica.

Los biomarcadores clásicos son la hipergastrinemia y la disminución del ratio **pepsinógeno I/II** junto con la determinación de auto-Ac. La monitorización de la **vitamina B12** es importante para instaurar el tratamiento sustitutivo y evitar así el daño neurológico que puede llegar a ser irreversible. Una vez que en un paciente se han detectado **Ac anti-CPG y/o Ac anti-FI**, se deben realizar revisiones anuales en las que se solicite **hemograma, ferritina** y vitamina B12. Los pacientes con gastritis inespecífica se deben monitorizar anualmente con los mismos parámetros para excluir el desarrollo de la GA. La determinación de **gastrina** se reservará para el diagnóstico diferencial de GA con otros tipos de gastritis. Estudios recientes informan que la GA se asocia a valores altos de **homocisteína**, lo que puede suponer un incremento del riesgo de presentar enfermedades cardiovasculares.

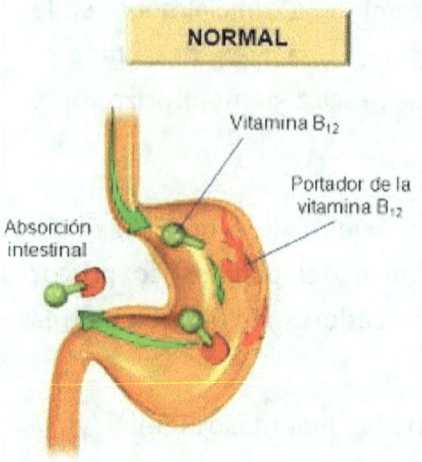

El portador se une a la vitamina B$_{12}$ y de ese modo se produce la absorción en el intestino.

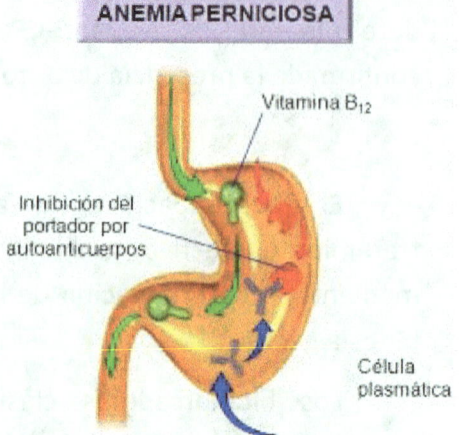

Los anticuerpos inhiben al portador y la vitamina B$_{12}$ continúa en el intestino sin ser absorbida

Hepatopatías autoinmunes: Cirrosis biliar primaria

La cirrosis biliar primaria (**CBP**) es una enfermedad autoinmune caracterizada por destrucción progresiva de los canalículos biliares intrahepáticos, lo que produce colestasis y daño hepático, más o menos grave. Es de baja prevalencia y afecta principalmente a mujeres en la quinta década de la vida. Con frecuencia es asintomática y, a pesar de su denominación, es rara la cirrosis hepática.

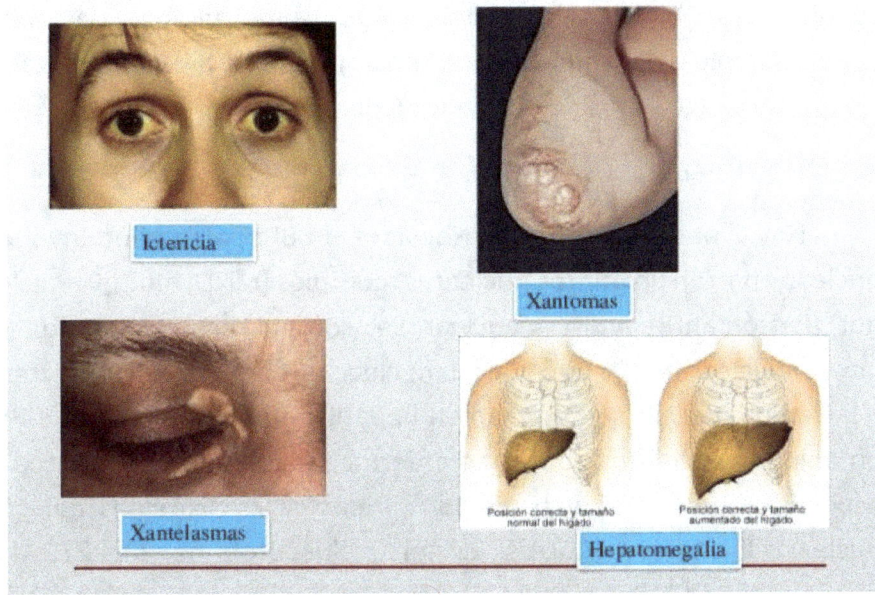

Clínica de cirrosis biliar primaria

Diagnóstico inmunológico de laboratorio

Se recomienda la determinación de **anticuerpos antimitocondriales (AMA)** y de los **anticuerpos antinucleares (ANA)** asociados a CBP, esencialmente gp210 y sp100.

Anticuerpos antimitocondriales (AMA)

Se dirigen mayoritariamente contra la subunidad E2 del complejo 2-oxoácido deshidrogenasa (E2-ADC), también conocido como antígeno (Ag) mitocondrial 2 (M2). Reconocen el complejo de la piruvato deshidrogenasa (PDC), la cadena ramificada del complejo oxoácido deshidrogenasa (BCOADC) y el complejo oxoglutarato deshidrogenasa (OGDC) Otros Ag reconocidos por los AMA son las subunidades E3 y E1-α del complejo PDC. La metodología de cribado recomendable es la inmunofluorescencia indirecta (IFI) sobre cortes de riñón, estómago e hígado de roedor (triple tejido).

Anticuerpos antinucleares (ANA)

Hay 2 patrones de ANA asociados a CBP: patrón antienvoltura nuclear y patrón de puntos nucleares múltiples (MND, multiple nuclear dot). Patrón anti-envoltura nuclear. Se asocia al reconocimiento de la lámina nuclear (A, B y C) o al poro nuclear. Los anticuerpos (Ac) frente a la lámina nuclear se detectan en hepatitis autoinmune (HAI), CBP y en algunos pacientes con otras enfermedades autoinmunes. Los Ac específicos de la CBP van dirigidos frente a las proteínas del poro nuclear. El Ag reconocido es una glucoproteína de 210 kDa denominada gp210. Otros Ac que dan un patrón de envoltura nuclear son los Ac frente a nucleoporina (p62) y anti-receptor de la laminina B (LBR). Patrón de puntos nucleares múltiples. Se asocia al reconocimiento de una proteína de 100 kDa denominada sp100. Otros Ac que dan patrón MND son los Ac antiproteína de la leucemia promielocítica (PML). La metodología de cribado recomendable es la IFI sobre células HEp2, aunque son necesarios métodos de confirmación como el ELISA o la IT con Ag recombinantes.

- Otros anticuerpos antinucleares: **Ac anti-centrómero, Ac anti-Ro**.

La CBP se puede asociar con otras enfermedades autoinmunes, sobre todo hipotiroidismo, esclerodermia, síndrome de Sjögren, enfermedad celíaca y colitis ulcerosa (CU).

Pruebas complementarias para el diagnóstico

Entre las pruebas complementarias cabe considerar el proteinograma y la cuantificación de inmunoglobulinas (Ig). Los pacientes con CBP generalmente tienen valores elevados de IgM sérica.

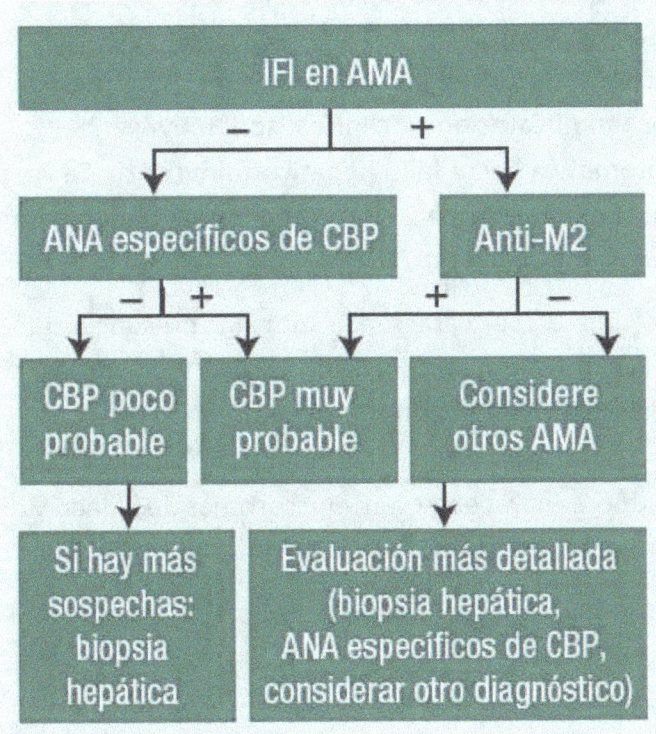

Hepatopatías autoinmunes: Hepatitis autoinmune

La HAI es una enfermedad necroinflamatoria hepática considerada de etiología autoinmune. Tiene baja prevalencia y, aunque predomina en el sexo femenino, puede afectar a niños o adultos de ambos sexos. El diagnóstico de HAI requiere la exclusión de otras causas de daño hepático y se basa en una combinación de criterios establecidos por el International Autoimmune Hepatitis Group. Las manifestaciones clínicas son muy variables, oscilando desde asintomática hasta fallo hepático fulminante. Se ha propuesto la clasificación de la HAI en 2 tipos atendiendo al tipo de auto-Ac y a aspectos clinicopatológicos.

- **HAI tipo 1** se caracteriza por la presencia de ANA y/o anticuerpos antimúsculo liso (ASMA) y suelen asociarse a Ac anticitoplasma de neutrófilos (ANCA).

- **HAI tipo 2** aparecen Ac anti-microsomas de hígado y riñón (LKM, liver-kidney microsomes) y/o Ac anti-citosol hepático tipo 1 (LC-1).

Parámetros	HAI definitiva	HAI probable
Autoanticuerpos	ANA, SMA y/ó LKM1 > 1:20 Otros anticuerpos positivos:	ANA, SMA, LKM1 negativos p-ANCA, ASGP-r, SLA/LP, LC1
Histología	Hepatitis de la interfase con actividad moderada o grave, sin lesión biliar, granulomas o cambios sugestivos de otra patología.	
Bioquímica	Elevación de transaminasas, con FA poco elevada. Niveles normales de cobre, ceruloplasmina y α-1-AT.	Alteración en niveles de cobre y ceruloplasmina, pero habiéndose excluido la enfermedad de Wilson.
Inmunoglobulinas	Gammaglobulinemia o niveles de IgG > 1,5 x N	Cualquier elevación de gammaglobulinas por encima de la normalidad.
Virus	Marcadores de hepatitis A, B y C: negativos.	
Consumo de alcohol	< 25 g/día	< 50 g/día
Otros factores	No exposición a fármacos hepatotóxicos	

Basado en las recomendaciones del Grupo Internacional de Hepatitis Autoinmune (J Hepatol 1999; 31: 92938).

Criterios diagnósticos de hepatitis autoinmune (HAI)

Diagnóstico inmunológico de laboratorio

El perfil incluye los **ANA, ASMA, anti-LKM-1 y anti-LC-1**. En algunas circunstancias debe ampliarse, incluyendo **ANCA, Ac anti-F-actina y Ac anti-antígeno soluble hepático/antígeno de hígado y páncreas (SLA/LP, soluble liver antigen/liver-pancreas)**. Solo en casos especiales se deben determinar **los Ac anti-receptor de la asialoglucoproteína, anti-LKM-2, anti-LKM-3 y anti-microsomas de hígado (LM, liver microsomes).**

Anticuerpos antinucleares

Suelen dar patrones de tinción homogéneos y reconocen Ag cromatínicos (ADN de cadena simple o doble, histonas, etc.). En menor porcentaje de casos, reconocen Ro/SS-A, snRNP (small nuclear ribonucleoprotein) o láminas nucleares. En más del 50% de los casos los ANA aparecen junto con ASMA.

Anticuerpos anti-microsomas de hígado y riñón

Hasta el momento han sido identificados 4 tipos: **LKM-1, LKM-2, LKM-3 y LM**. + Los **Ac anti-LKM -1** reconocen el citocromo P450 2D6. + Los **Ac anti-LKM-2** reconocen el citocromo P450 2C9. + Los **Ac anti-LKM-3** reconocen la UDP-glucuroniltransferasa-1. + Los **Ac anti-LM** reconocen el citocromo P450 1A2. En el síndrome poliglandular autoinmune también se ha descrito la presencia de Ac anti-citocromo P450 1A2 y P450 2A6.

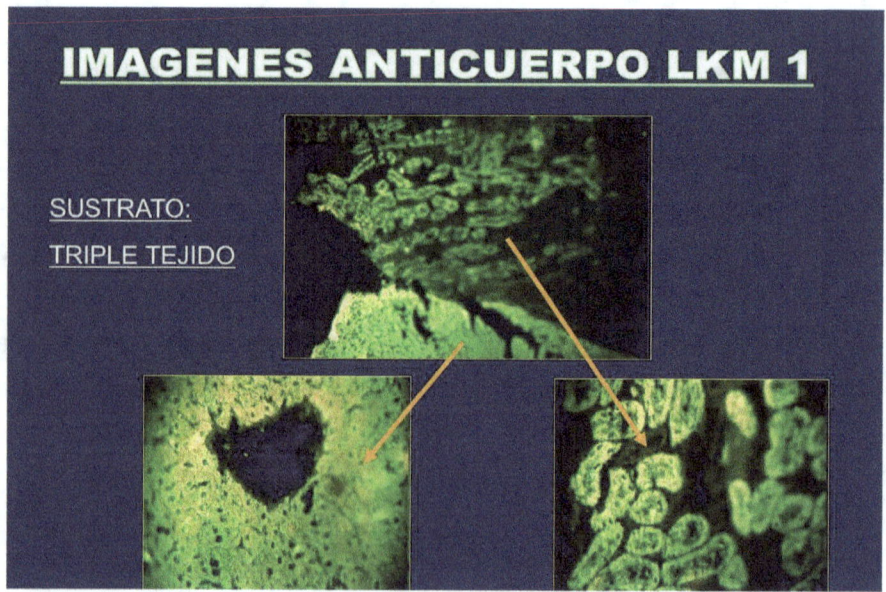

ENFERMEDADES AUTOINMUNES 2: PROTOCOLO PARA EL DIAGNÓSTICO INMUNOLÓGICO

Anticuerpos anti-citosol hepático tipo 1

Reconocen la enzima formiminotransferasa ciclodeaminasa. En la mitad de casos, van asociados con Ac anti-LKM-1 y, con menor frecuencia, con marcadores serológicos de HAI tipo 1.

Anticuerpos anti-antígeno soluble hepático/antígeno de hígado y páncreas

Van dirigidos frente a una proteína de 48 kDa asociada a un UGA tRNA supresor de la proteína antigénica asociada (tRNP (Ser) Sec). Suelen aparecer asociados con otros Ac, sobre todo con ASMA en la HAI tipo 1.

Anticuerpos anticitoplasma de neutrófilo

El patrón de tinción es perinuclear atípico (pANCA atípico).

Anticuerpos anti-F-actina

Reconocen la actina filamentosa, el principal Ag de la especificidad ASMA.

Anticuerpos anti-receptor de la asialoglucoproteína

Reconocen una glucoproteína de la membrana celular de los hepatocitos.

Métodos recomendables de detección de anticuerpos.

- **Anticuerpos antinucleares y antimúsculo liso**

MARÍA DEL CARMEN LÓPEZ RODRIGUEZ
ENCARNA COLLADOS ESPÍN

50

El método recomendado de detección es la IFI sobre triple tejido de roedor y sobre células HEp-2.

- **Anticuerpos anti-microsomas de hígado y riñón**

El método recomendado de cribado es la IFI sobre triple tejido de roedor, aunque tiene una capacidad limitada para discriminar entre los diferentes tipos de Ac anti-LKM. Los Ac anti-LKM-1 son los Ac anti-LKM más relevantes en la HAI. Se recomiendan métodos de confirmación como ELISA o IT con Ag purificado o recombinante. Aparecen en el 80-90% de HAI tipo 2.

- **Anticuerpos anti-citosol hepático tipo 1**

Se detectan por IFI sobre triple tejido de roedor. Cuando se asocian con Ac anti LKM-1 se requieren técnicas específicas de detección, como ELISA o IT con Ag purificado o recombinante.

- **Anticuerpos anti-F-actina**

El método recomendado de detección se basa en técnicas con Ag purificado como IT, ELISA o IFI con sustratos celulares específicos. Aparecen con una prevalencia del 75% en la HAI tipo 1. En la actualidad, la determinación de Ac anti-F-actina no sustituye a la de ASMA.

- **Anticuerpos anti-antígeno soluble hepático/antígeno de hígado y páncreas**

Se detectan mediante técnicas de IT o ELISA con Ag purificado o recombinante. Para la HAI tienen especificidad superior al 95%.

- **Anticuerpos anticitoplasma de neutrófilos**

Se determinan mediante IFI sobre neutrófilos humanos fijados con etanol (los fijados en formalina son negativos). Se encuentran en el 50-96% de las HAI tipo 1, pero tienen baja especificidad.

- **Anticuerpos anti-receptor de la asialoglucoproteína**

El método de detección es ELISA con Ag purificado. Se detectan en el 80-85% de las HAI tipo 1, pero no son específicos.

Pruebas complementarias para el diagnóstico

Cabe considerar como pruebas complementarias el proteinograma y la cuantificación de Ig. La hipergammaglobulinemia figura entre los criterios diagnósticos de las HAI.

Enfermedad celiaca

La enfermedad celíaca (EC) se considera una enfermedad sistémica inmuno-mediada que afecta a individuos genéticamente predispuestos al entrar en contacto con alimentos que contienen gluten. El contacto de la mucosa intestinal con el gluten conduce a la aparición de un daño en esta, cuyo espectro oscila desde casos en los que única mente se aprecia un aumento de la población de linfocitos intraepiteliales (LIE) (enteritis linfocítica) hasta formas avanzadas de atrofia vellositaria. Puede presentarse a cualquier edad de la vida y cursa con manifestaciones clínicas muy variadas, aunque en muchos casos la enfermedad es asintomática. Afecta tanto a niños como a adultos y la relación mujer/varón es de 2:1. La prevalencia mundial se estima en 1/266, y en España oscila entre 1/118 en la población infantil y 1/389 en la población adulta, aunque esta prevalencia puede ser mucho mayor puesto que un porcentaje importante de casos permanece sin detectar.

Diagnóstico inmunológico de laboratorio

La serología es una herramienta fundamental para el diagnóstico de EC. Los anticuerpos (Ac) con más alto valor diagnóstico son inmunoglobulinas (Ig) de isotipo IgA salvo en los individuos con déficit selectivo de IgA, en los que se han de solicitar los Ac de isotipo IgG. El estudio inicial debe incluir una determinación de IgA total, lo que evitará la proporción de falsos negativos en aquellos pacientes con

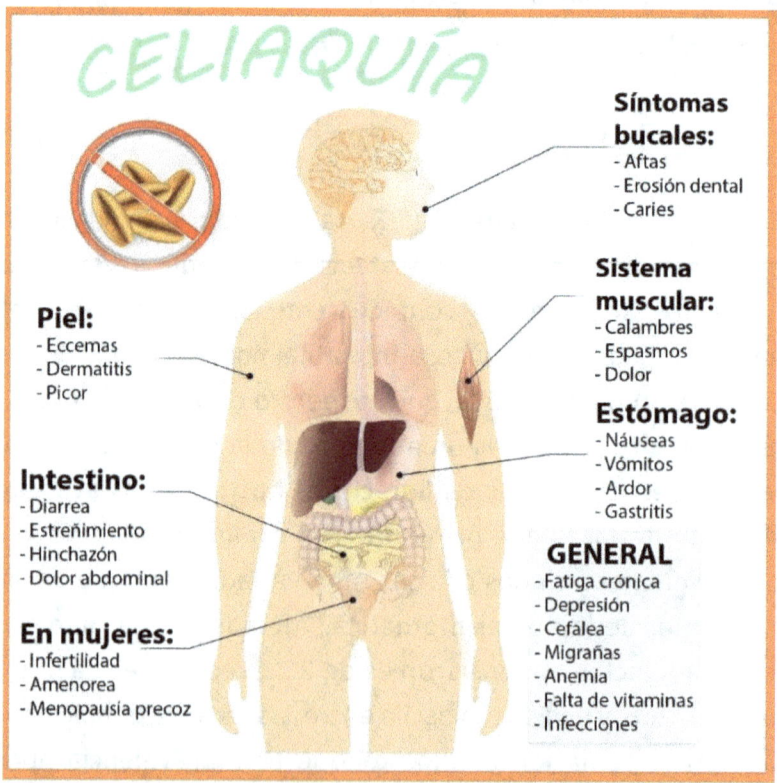

déficit selectivo de IgA, en los que la prevalencia de EC es mayor que en la población general. En el caso de déficit selectivo de IgA, deben solicitarse los Ac de isotipo IgG.

Anticuerpos antitransglutaminasa tisular humana

Los **Ac antitransglutaminasa tisular (AtTG)** se han mostrado como los marcadores más útiles y, hoy en día, hay acuerdo generalizado en utilizar solo los AtTG de isotipo IgA para el cribado de la EC. También está disponible la determinación de AtTG de clase IgG para los pacientes con déficit de IgA, aunque presenta baja sensibilidad. Método recomendable: enzimoinmunoanálisis (ELISA) cuantitativo.

Anticuerpos antiendomisio

Son tanto de clase IgA como IgG. Su sensibilidad y su especificidad son variables según la edad. Van dirigidos frente a la tTG. Están siendo sustituidos por los AtTG en el cribado de la EC, entre otras razones, porque se precisa personal experto en la lectura de la inmunofluorescencia indirecta (IFI). Los Ac antiendomisio pueden ser un test de confirmación importante y, por tanto, es razonable su determinación en el cribado de la EC de forma secuencial cuando los AtTG son positivos o cuando se presente un resultado dudoso en la determinación de AtTG. Método recomendable: IFI sobre sustrato de esófago de mono.

Anticuerpos antigliadina

Son tanto de isotipo IgA como IgG. Se elevan en las fases de actividad de la enfermedad de una manera paralela a la ingesta de gluten, aunque también pueden estar elevados en otras enfermedades entéricas distintas de la EC. La edad tiene influencia sobre los valores de estos Ac ya que están más elevados en pacientes < 2 años, especialmente los de isotipo IgA, mientras que su valor diagnóstico disminuye en niños mayores y adultos. En la actualidad están siendo sustituidos por la determinación de Ac anti-péptidos deamidados de gliadina.

Estos Ac parece que presentan cifras de sensibilidad y especificidad próximas a los AtTG. Además, el isotipo IgG de estos Ac es especialmente útil cuando hay déficit de IgA. No obstante, su utilidad clínica está aún por ratificar. Método recomendable: ELISA cuantitativo.

Anticuerpos antirreticulina

Son Ac no organoespecíficos que pueden asociarse a múltiples patologías. Van dirigidos frente a la tTG. Su detección por IFI sobre tejido triple de hígado, riñón y estómago de rata muestra un patrón peritubular característico, denominado R1. Su utilidad radica en la detección ocasional de una posible EC cuando se solicita un estudio de anticuerpos antinucleares ante una sospecha de otras enfermedades autoinmunes.

Actualmente, están en desuso debido a la aparición de nuevos y mejores marcadores, como la AtTG. Método recomendable: IFI sobre tejido triple de hígado, riñón y estómago de rata.

La sensibilidad de los Ac es muy elevada (próxima al 100%), especialmente en personas con lesiones histológicas avanzadas (atrofia vellositaria). Además, son de utilidad para controlar el seguimiento de la dieta libre de gluten en pacientes celíacos. Los valores de anticuerpos antigliadina (AGA) de isotipo IgA disminuyen rápidamente tras la retirada del gluten hasta hacerse negativos.

Limitaciones diagnósticas

En niños < 2 años los AtTG pueden ser negativos. La combinación de AGA-IgA y AtTG-IgA permite una óptima detección de la EC en niños < 18 meses.

Estudio genético

El 90% de los pacientes con EC expresan el heterodímero HLA-DQ2 codificado por los alelos DQA1*05 y DQB1*02, tanto en posición cis, asociados al DR3, como en trans en heterocigotos DR5/DR7. Este heterodímero está presente en el 20-30% de la población general. El resto de pacientes DQ2 negativos poseen variantes alélicas que codifican HLA-DQ8 sin HLA-DQ2 (6% del total) o un solo alelo del HLA-DQ2. Por tanto, el marcador HLA (human leukocyte antigen) asociado a celiaquía tiene un elevado valor predictivo negativo y la ausencia de HLA-DQ2 y HLA-DQ8 hace que el diagnóstico de EC sea muy poco probable.

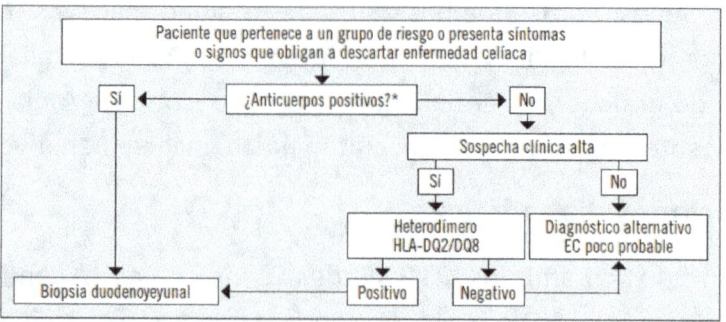

Algoritmo de estudio ante la sospecha de enfermedad celíaca (EC). *Se determinará AtTG (isotipo IgA) + IgA; si déficit de IgA: Ac de isotipo IgG.
En niños y adolescentes deben considerarse los nuevos criterios diagnósticos de 2012 (S. Husby et al 2012).

Enfermedad inflamatoria intestinal

La EII crónica cursa con brotes y tiene un componente familiar ya que afecta al 16-30% de los familiares de primer grado. La EII agrupa 3 entidades: enfermedad de Crohn (ECr), colitis ulcerosa (CU) y colitis indeterminada (CI) esta última con una clínica solapada entre ECr y CU (10-15% de pacientes con EII). La CU presenta inflamación de la mucosa de colon, continua, simétrica y con engrosamiento de la capa muscular que suele afectar de recto a ciego. La incidencia en España es de 1,3-9,6 casos por 100.000 habitantes/año. El 5% de pacientes con CU desarrollan colangitis esclerosante primaria. En la ECr, se encuentra una afectación segmentaria, asimétrica y transmural del tracto digestivo desde la boca al ano. Al afectarse también la grasa mesentérica, da ocasión a la envoltura de grasa mesentérica típica de la ECr. La incidencia en España es 3,9-7,5 por 100.000 habitantes/año. La clasificación de EII como CU o EC es importante, particularmente cuando se considera llevar a cabo cirugía.

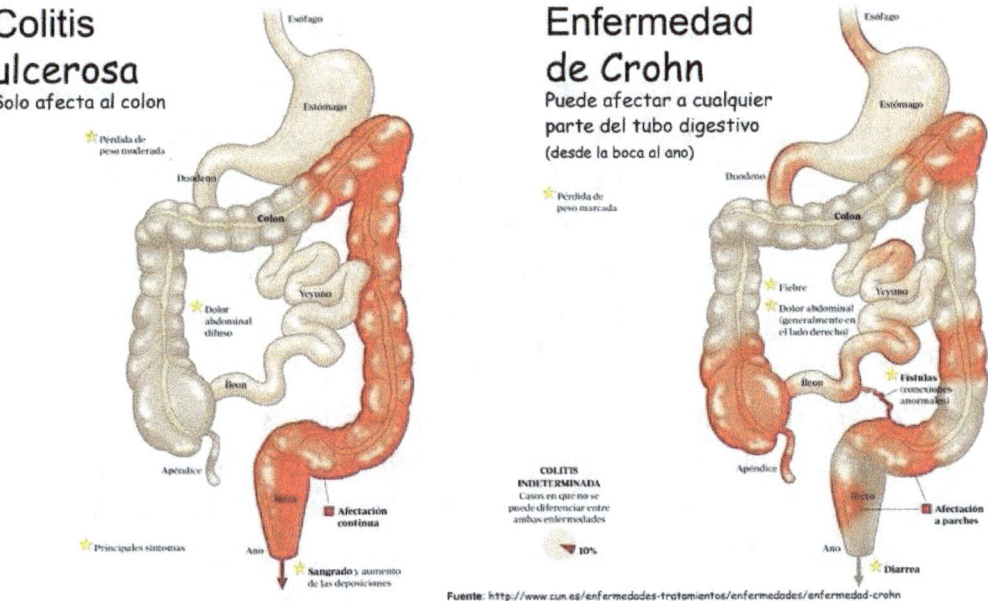

Fuente: http://www.cun.es/enfermedades-tratamientos/enfermedades/enfermedad-crohn

Diagnóstico inmunológico de laboratorio

Anticuerpos anticitoplasma de neutrófilo de patrón perinuclear

Están dirigidos contra antígenos citoplasmáticos y/o nucleares de los neutrófilos, fundamentalmente contra una proteína de la cubierta nuclear mieloide de 50 kDa de identidad aún no filiada. Son sensibles a DNAsa. Se visualizan mediante IFI utilizando como sustrato neutrófilos fijados en etanol, mientras que son negativos en portas fijados con formalina. Las especificidades proteinasa-3 y mieloperoxidasa, asociadas con vasculitis de pequeño vaso, son negativas.

Anticuerpos frente a Saccharomyces cerevisiae

Los anticuerpos anti-Saccharomyces cerevisiae (ASCA) son Ac que reconocen secuencias de residuos oligomanosídicos de la pared celular de una variante SU1 de la levadura S. cerevisiae (Saccharomyces uvarum). Se determinan mediante ELISA. Otros anticuerpos: + Ac antipancreáticos. + Ac frente a la proteína C porina de Escherichia coli. + Ac anti-I2 frente a Pseudomonas fluorescens. + Ac anticélulas caliciformes (goblet cells).

Para diferenciar CU y ECr en pacientes adultos con inflamación de colon, es útil el perfil serológico de anticuerpos anticitoplasma de neutrófilo de patrón perinuclear (p-ANCA) combinado con ASCA (p-ANCA/ASCA). La utilización de estos marcadores en pacientes pediátricos, con sintomatología digestiva inespecífica, puede ser útil ya que evitaría exploraciones invasivas. Los pacientes con CI se pueden diferenciar en subgrupos atendiendo al perfil de los Ac. El perfil p-ANCA–/ ASCA+ predice la evolución de CI a ECr en el 80% de los pacientes y si poseen p-ANCA+/ASCA– evolucionarían a CU el 63,6% de

Pruebas de laboratorio de utilidad para el diagnóstico de enfermedad inflamatoria intestinal (EII)			
	Marcadores serológicos	Diagnóstico diferencial entre los diferentes tipos de EII	Monitorización
Colitis ulcerosa	p-ANCA	p-ANCA/ASCA HLA DR2 (DRB1*1502) HLA DR3 (DRB1*0103) NOD1/CARD4	En suero: PCR, VSG En heces: calprotectina, lactoferrina y α1-antitripsina
Enfermedad de Crohn	ASCA	p-ANCA/ASCA HLA DRB1*0103 NOD1/CARD4	
Colitis indeterminada	p-ANCA/ASCA	ASCA, p-ANCA	

ASCA: anticuerpos frente a *Saccharomyces cerevisiae*; NOD1/CARD4: *caspase-recruitment domain 4 gene*; p-ANCA: anticuerpos anticitoplasma de neutrófilos (patrón perinuclear atípico).

los pacientes. Esta diferenciación es importante para establecer el curso clínico de los pacientes con CI.

Enfermedad tiroidea autoinmune

La enfermedad tiroidea autoinmune (EAT) comprende una serie de síndromes estrechamente relacionados entre sí, que se producen como consecuencia de una respuesta inmune mediada por mecanismos celulares y humorales frente a antígenos (Ag) tiroideos. Esta respuesta es la responsable de la infiltración linfocitaria, que invade y destruye la glándula, y de la aparición de autoanticuerpos

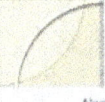

Tiroiditis de Hashimoto

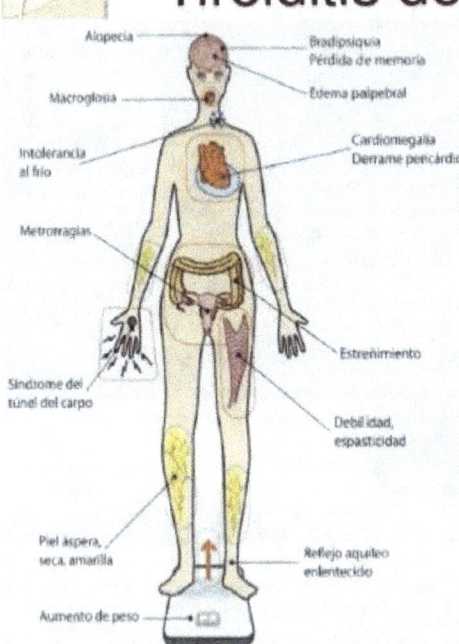

Comienzo gradual
Primer síntoma
Fase atrófica
- Piel seca (dism sudoración)
- Adelgazamiento epidermis,
- Aumento contenido GSG (mixedema)
- Palidez amarillo (acumulación de carotenos)
- Cabello seco y quebradizo (alopecia difusa)
- Estreñimiento y aum peso (dism apetito)
- Libido disminuido ,
- Aum nivel prolactina
- Bradicardia, pulso dism
- HTA (diastólico)
- Frialdad e las extremidades
- Síndrome túnel carpiano
- Dism reflejos tendinosos
- Memoria y concentración dism

(auto-Ac), patogénicos o no, en el suero de los pacientes. Es la patología más prevalente del conjunto de enfermedades autoinmunes. Su espectro sindrómico incluye la enfermedad de Graves-Basedow, la tiroiditis de Hashimoto (tiroiditis crónica autoinmune), el hipotiroidismo primario, la tiroiditis posparto y el hipertiroidismo e hipotiroidismo neonatal.

Enfermedad de Graves-Basedow

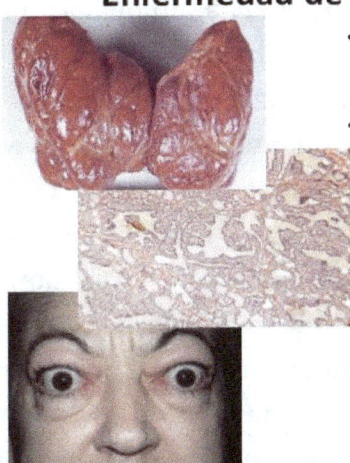

- Es de afección multisistémica y de patogenia autoinmunitaria
- Caracterizada clínicamente por:
  - Hiperplasia difusa de la glándula tiroides con hiperfunción (tirotoxicosis)
  - Oftalmopatía infiltrativa
  - En ocasiones dermopatía infiltrativa.

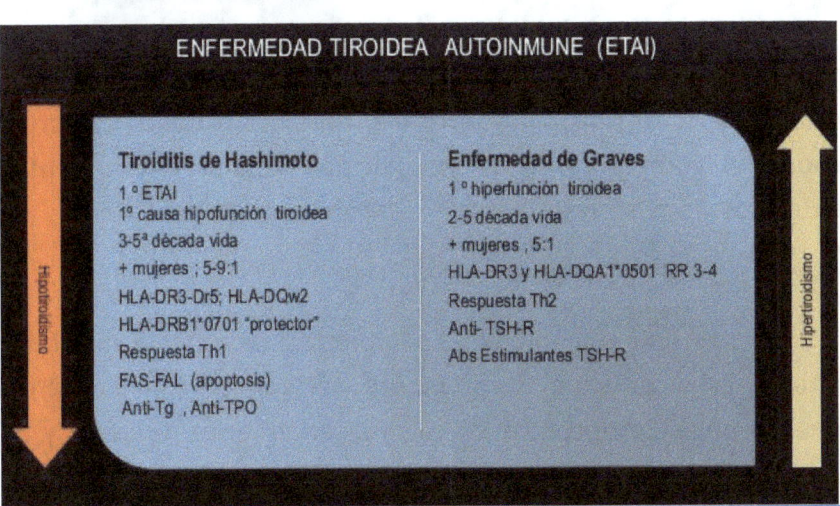

ENFERMEDAD TIROIDEA AUTOINMUNE (ETAI)

Tiroiditis de Hashimoto

1º ETAI
1º causa hipofunción tiroidea
3-5ª década vida
+ mujeres ; 5-9:1
HLA-DR3-Dr5; HLA-DQw2
HLA-DRB1*0701 "protector"
Respuesta Th1
FAS-FAL (apoptosis)
Anti-Tg , Anti-TPO

Enfermedad de Graves

1º hiperfunción tiroidea
2-5 década vida
+ mujeres , 5:1
HLA-DR3 y HLA-DQA1*0501 RR 3-4
Respuesta Th2
Anti- TSH-R
Abs Estimulantes TSH-R

Hipotiroidismo

Hipertiroidismo

Diagnóstico inmunológico de laboratorio

Los principales auto-Ac que aparecen en la EAT son: Ac anti-tiroperoxidasa (TPO), Ac anti-tiroglobulina (Tg) y Ac anti-receptor de la tirotropina (R-TSH). Se han descrito otros autoantígenos (auto-Ag) como el cotransportador sodio-yodo (sin papel patogénico definido), las hormonas tiroxina y triyodotironina, tubulina, megalina y calmodulina. Recientemente, se ha descrito como auto-Ag un receptor del factor de crecimiento insulin-like que se localiza junto con el R-TSH en fibroblastos y tirocitos que podría intervenir en el desarrollo de la oftalmopatía. Anticuerpos anti-peroxidasa tiroidea La TPO es una hemoglucoproteína expresada en la superficie apical y el citoplasma de las células foliculares tiroideas. Interviene en la síntesis de las hormonas tiroideas catalizando la unión al ión yodo de los residuos tirosina de la Tg para formar mo-noyodotirosina y diyodotirosina. Los Ac anti-TPO soninmunoglobulinas (Ig) de tipo IgG con predominio de IgG1. Evidencias circunstanciales sugieren que son responsables del fallo tiroideo, bien por inhibición de la TPO (y consiguiente fallo en la producción de hormonas tiroideas) o por destrucción tiroidea que podría producirse por 2 mecanismos: efecto citotóxico directo por fijación del complemento y citotoxicidad celular dependiente de anticuerpos.

Anticuerpos anti-tiroglobulina

La Tg es una glucoproteína soluble formada por 2 monómeros idénticos. Es el principal componente del coloide folicular tiroideo ytiene un papel importante en el almacenamiento de yodo y en la síntesis de hormonas tiroideas.

Los Ac anti-Tg son fundamentalmente de isotipo IgG con predominio de IgG2. Tradicionalmente se han considerado no patogénicos y, al igual que los Ac anti-TPO, se consideran fenómenos secundarios al daño tiroideo provocado por los linfocitos T.

Sin embargo, la inducción experimental de tiroiditis autoinmune en ratones, usando Tg como Ag, sugiere un potencial papel patogénico.

Para detección de Ac anti-TPO y Ac anti-Tg se utilizan métodos como la inmunofluorescencia indirecta, la hemaglutinación, el enzimoinmunoanálisis (ELISA), la quimioluminiscencia y el radioinmunoanálisis (RIA). Entre estos métodos hay una gran variabilidad debido fundamentalmente al tipo de auto-Ag utilizado (nativo, purificado o recombinante). Para la determinación de Ac anti-TPO, se imponen los métodos cuantitativos (inmunoanálisis) con TPO nativa humana muy purificada o recombinante como fuente antigénica. En cuanto a los Ac anti-Tg, la fuente antigénica utilizada y los métodos de purificación condicionan la eficacia de los análisis de detección. Además, existe una gran variabilidad interanálisis debido, por un lado, a la heterogeneidad que muestran los Ac antiTg por las diferencias en las modificaciones postranslacionales (glucosilación, yodación, sulfatación, etc.) y, por otro lado, a la interferencia de la Tg circulante, habitualmente presente en la enfermedad de Graves y en el cáncer metastásico de tiroides. En pacientes con Ac anti-TPO positivos pueden darse falsos positivos para Ac anti-Tg cuando se utilizan análisis que utilizan como Ag la Tg parcialmente purificada que contiene TPO contaminante.

Anticuerpos anti-receptor de la tirotropina

El R-TSH es un miembro de la familia de receptores hormonales de superficie, y está constituido por una porción extramembranosa, 7 dominios transmembrana y un dominio intracelular que se une a la subunidad G de la adenilciclasa. Los Ac anti-R-TSH son de isotipo IgG1 y tienen un importante papel patogénico.

Los métodos usados para determinación de Ac anti-R/TSH se basan en inmunoanálisis o bioanálisis. Los inmunoanálisis (RIA o ELISA) son los más usados en la rutina de laboratorio en Europa.

Únicamente determinan la presencia y cantidad de Acanti-R-TSH pero no su actividad y reconocen, por tanto, Ig inhibidoras de la unión de TSH.

Valor clínico de los anticuerpos

- **Anticuerpos anti-peroxidasa tiroidea**
  - Diagnóstico de EAT: tiroiditis de Hashimoto, enfermedad de Graves, tiroiditis posparto y tiroiditis subaguda.
  - Su presencia se considera factor de riesgo para el desarrollo de EAT en individuos eutiroideos, hipotiroidismo durante el tratamiento con interferón alfa, interleucina 2, litio o amiodarona; hipotiroidismo en pacientes con síndrome de Down, abortos espontáneos y fracaso de la fertilización in vitro, y tiroiditis posparto detectada en el primer trimestre de gestación.
- **Anticuerpos anti-tiroglobulina**

- Diagnóstico de tiroiditis de Hashimoto. También se detectan en enfermedad de Graves, bocio no tóxico y cáncer de tiroides.
- Factor predictivo de tiroiditis posparto.
- Control del tratamiento con yodo en caso de bocio endémico.
- Seguimiento de pacientes con cáncer de tiroides junto con la determinación de Tg.

- **Anticuerpos anti-receptor de la tirotropina**
  - Diagnóstico de enfermedad de Graves (Ac estimulantes).
  - Control de tratamiento con fármacos antitiroideos, aunque los resultados pueden ser confusos en el 25% de los pacientes.
  - Diagnóstico de oftalmopatía eutiroidea de Graves.
  - Determinar la presencia de factor de riesgo de desarrollo de enfermedad neonatal de Graves o disfunción tiroidea transitoria del recién nacido en hijos de madres con enfermedad de Graves.
  - Diagnóstico diferencial en el posparto entre tirotoxicosis destructiva y enfermedad de Graves (recaída o de novo).
  - Los Ac bloqueadores pueden aparecer en tiroiditis de Hashimoto y en mixedema primario.

La EAT puede asociarse a otras patologías como vitíligo, anemia perniciosa, diabetes tipo 1, hipoparatiroidismo, enfermedad celíaca, hipofisitis y enfermedad de Addison.

Tabla IX. *Anticuerpos en las enfermedades que causan hipertiroidismo*

Anticuerpos en la enfermedad de Graves-Basedow
- Anticuerpos antitiroglobulina
- Anticuerpos antimicrosomales
- Inmunoglobulina estimulante del crecimiento tiroideo (TSI)
- Inmunoglobulina exoftalmógena
- Inmunoglobulina asociada a la dermopatía
- Inmunoglobulina inhibidora del receptor de TSH

Anticuerpos en la tiroiditis de Hashimoto
- Anticuerpos antitiroglobulina
- Anticuerpos antimicrosomales

Diabetes mellitus

La diabetes mellitus tipo 1A (T1DA) (clásicamente diabetes mellitus dependiente de insulina) es una enfermedad autoinmune mediada por linfocitos T específicos frente a las células beta-pancreáticas. Su etiología es desconocida, aunque intervienen factores genéticos y ambientales. El diagnóstico inmunológico se basa en la detección de anticuerpos (Ac) séricos que pueden preceder en varios años al desarrollo de la enfermedad por lo que tienen un demostrado valor predictivo. Sin embargo, su papel patogénico no está bien definido. Además de la clásica diabetes infanto-juvenil, se distingue una forma de desarrollo lento y progresivo denominada diabetes autoinmune latente del adulto (LADA, latent autoimmune diabetes in adults). Se considera que forma parte del espectro de la T1DA. Se caracteriza por:

a) no ser dependiente de la insulina en el momento del diagnóstico y durante al menos los 6 meses posteriores.

b) presentar al menos un autoanticuerpo (auto-Ac) típico de la T1DA. c) evolucionar hacia la dependencia de la insulina. Los casos típicos serían pacientes mayores de 35 años, no obesos, que se controlan inicialmente con dieta pero que en meses o pocos años necesitan tratamiento con antidiabéticos orales y progresan a la dependencia de la insulina. Esta dependencia aparece más rápidamente que en los pacientes con diabetes tipo 2 (T2D). Los valores de péptido C suelen ser muy bajos. Se considera que el 10% de los adultos diagnosticados de T2D en realidad presentan una diabetes tipo LADA.

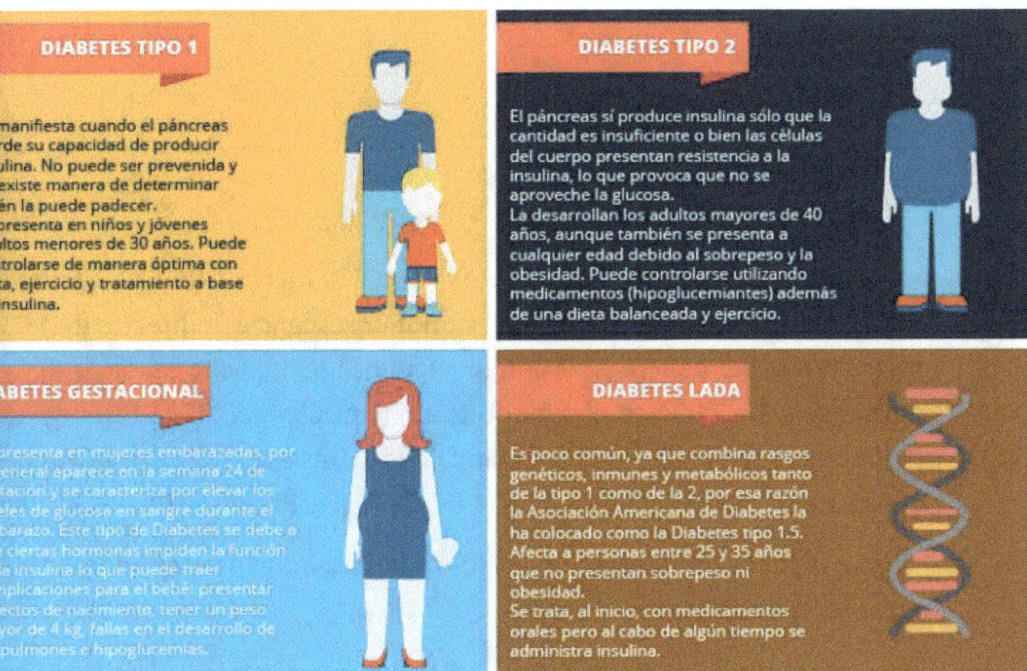

DIABETES TIPO 1

manifiesta cuando el páncreas rde su capacidad de producir ulina. No puede ser prevenida y existe manera de determinar én la puede padecer. presenta en niños y jóvenes ultos menores de 30 años. Puede ntrolarse de manera óptima con ta, ejercicio y tratamiento a base insulina.

DIABETES TIPO 2

El páncreas sí produce insulina sólo que la cantidad es insuficiente o bien las células del cuerpo presentan resistencia a la insulina, lo que provoca que no se aproveche la glucosa.
La desarrollan los adultos mayores de 40 años, aunque también se presenta a cualquier edad debido al sobrepeso y la obesidad. Puede controlarse utilizando medicamentos (hipoglucemiantes) además de una dieta balanceada y ejercicio.

ABETES GESTACIONAL

presenta en mujeres embarazadas, por eneral aparece en la semana 24 de stación y se caracteriza por elevar los eles de glucosa en sangre durante el barazo. Este tipo de Diabetes se debe a e ciertas hormonas impiden la función la insulina lo que puede traer nplicaciones para el bebé: presentar ectos de nacimiento, tener un peso yor de 4 kg, fallas en el desarrollo de pulmones e hipoglucemias.

DIABETES LADA

Es poco común, ya que combina rasgos genéticos, inmunes y metabólicos tanto de la tipo 1 como de la 2, por esa razón la Asociación Americana de Diabetes la ha colocado como la Diabetes tipo 1.5. Afecta a personas entre 25 y 35 años que no presentan sobrepeso ni obesidad.
Se trata, al inicio, con medicamentos orales pero al cabo de algún tiempo se administra insulina.

Clasificación de la diabetes mellitus

Diabetes tipo 1: destrucción de las células beta del páncreas originando una deficiencia de insulina absoluta.

- A: origen autoinmune
- B: idiopática

Diabetes tipo LADA

Diabetes tipo 2: puede variar desde un predominio de la resistencia a la insulina y una relativa deficiencia de insulina hasta un predomin
del defecto secretor con resistencia a la insulina

Genética:

- A: Defectos de la función beta (antes llamada tipo MODY 1-6)
- B: Defectos de la acción de la insulina

Enfermedades del páncreas exocrino: pancreatitis, neoplasias, trauma, cirugía, etc.

Secundaria a endocrinopatías: acromegalia, enfermedad de Cushing, hipertiroidismo, etc.

Inducida por fármacos

Secundaria a infecciones

Diabetes mellitus gestacional

LADA: *latent autoimmune diabetes in adults* (diabetes autoinmune latente del adulto); MODY: *maturity-onset-diabetes of the young* (diabetes juvenil de inicio en la madurez).

Diagnóstico inmunológico de laboratorio

Anticuerpos anti-islotes pancreáticos

Los anticuerpos anti-islotes pancreáticos (**ICA**, islet-cellantibodies) se detectan por inmunofluorescencia indirecta (IFI) sobre cortes de páncreas. Aunque algunos de los antígenos (Ag) implicados en la T1DA se han identificado (GAD65 e IA2/ICA512), hay otros no aislados o en varios estadios de caracterización y cuyo único sistema de detección sigue siendo la IFI, de ahí su importancia.

Se recomienda hacer por IFI sobre portas de páncreas humano (grupo sanguíneo O–).

Anticuerpos anti-descarboxilasa del ácido glutámico 65

El Ag es la descarboxilasa del ácido glutámico (**GAD**, glutamic acid decarboxylase). Es una enzima que participa en la síntesis del GABA (ácido gamma aminobutírico), un neurotransmisor de carácter inhibidor. Hay 2 isoformas, GAD67 o neuronal y GAD65 o pancreática. La primera puede ser la diana de los Ac en el 10-30% de la T1DA y en el síndrome de la persona rígida (SPS, stiff person syndrome), mientras que GAD65 es la diana en el 70-90% de la T1DA y también en la diabetes tipo LADA y la diabetes gestacional. Los Ac anti-GAD son los predominantes en la diabetes tipo LADA variando su frecuencia, según diferentes estudios, entre el 2,8 y el 22,3%.

Actualmente, tanto para GAD como para IA2, su determinación se hace a partir de la utilización de Ag recombinantes. La técnica de referencia es el radioinmunoanálisis (RIA) que es altamente sensible, dado que los epítopos son conformacionales. Sin embargo, el ELISA con Ag recombinantes (anti-GAD65, IA2 o la mezcla de ambos) han mostrado resultados excelentes en los talleres de estandarización, permitiendo evitar el uso de material radioactivo. La determinación combinada mediante ELISA de Ac anti-GAD65 e IA2 y la posterior caracterización de los positivos mediante test individuales permite la detección de estos Ac con elevada sensibilidad y especificidad.

Anticuerpos contra antígeno asociado al insulinoma 2

El Ag asociado al insulinoma 2 (**IA2**), también denominado ICA512. Es una tirosinfosfatasa que participa en la regulación de la síntesis de insulina. Se encuentran en un 60% de sujetos prediabéticos o pacientes recientemente diagnosticados de T1DA. Aparecen en el 1,4 % de la diabetes tipo LADA, asociándose a Ac anti-GAD.

Anticuerpos anti-insulina

Al momento del diagnóstico, los anticuerpos anti-insulina (**IAA**, insulin autoantibodies) se encuentran en valores relacionados de forma inversa con la edad del paciente. Los niños < 5 años de edad presentan una positividad cercana al 100% antes del inicio de la clínica. En familiares de primer grado de pacientes con T1DA son un marcador predictivo de progresión a la enfermedad. Pueden ser de utilidad para determinar una respuesta inmune frente a insulina exógena utilizada para el tratamiento de la T1DA ya que la presencia de Ac disminuye la efectividad de la terapia sustitutiva.

Otros anticuerpos

Aunque se han descrito otros Ac relacionados con la enfermedad (**anti-periferina, anti-gangliósido GM2-1**, **ICA69, anti-GLUT-2, anti-carboxipeptidasa H, anti-Reg,** etc.), su valor diagnóstico aún no se ha establecido y no se han incorporado a la práctica clínica.

Otras pruebas inmunológicas

Aunque es una enfermedad poligénica, la mayor asociación descrita es con el sistema HLA (human leukocyte antigen). Hasta un 50% de los pacientes con T1DA presentan los haplotipos DR4/DQB1*0302 y/o DR3/ DQB1*0201. La presencia de ambos alelos incrementa el riesgo a desarrollar la enfermedad en gemelos univitelinos hasta un 19%.

Referencias bibliográficas

- **Cuadernos de autoinmunidad**, Año 5, Volumen 1 Enero 2012 Publicación de la Asociación Andaluza de Enfermedades Autoinmunes (AADEA).

- **De la autoinmunidad a las enfermedades autoinmunes**, Dra. Elena Kokuina. 23 de febrero del 2000.

- **ENFERMEDADES AUTOINMUNES SISTÉMICAS Guía Clínica de Síntomas y Signos en Atención Primaria**. Dr. Manuel Ramos Casals Y Dr. Antoni Sisó Almirall. 2014.

- **Inmunopatogenia de las enfermedades autoinmunes**. Dra. Nicole jadue a. Y dr. Iván gonzález a. 2010.

- **Autobodies as predictors of disease: the clinical and experimental evidence autoinmun.** Bizzaro N Rev. 2007;6:325-33.

- **Anti-ro/ssa and la/ssb antibodies autonmunity.** Franceschini F, Cavazzana I 2005;38:55-63.

- **Diagnostic and predictive value of anti-cyclingcitrullinated protein antibodies in rheumatoid arthritis.** Avouac J, Gossec L, Dougados M. Ann Rheum Dis. 2006;65:845-51.

- **Clinical inmunology. Principles and practice.3**[rd] **ed philadelphia: mosby elsevier**; 2008. p. 789-99.

- **International consensus statement on an update of the clasification criteria for definitive antiphospholipid sindrome (aps)** Miyakis S, Lockshin MD, Atsumi T, Branco DW, Brey L, Cervera R,J Thromb Haemost. 2006;4:295-306.

- ***Protocolos de diagnóstico inmunológico en enfermedades autoinmunes.*** Sociedad española de inmunología. 2014 Elsevier España, S.L.

- ***Técnicas inmunológicas que apoyan el diagnóstico de las enfermedades autoinmunes.*** Vol. 6. Núm. 3. Páginas 173-177 (Mayo - Junio 2010) Diego F. Hernández Ramírez, Javier Cabiedes